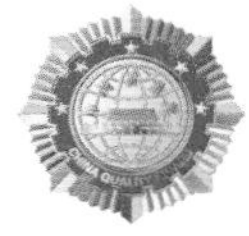

21世纪中国质量管理最佳实践系列丛书

卓越、坚韧、创新

瑞金内分泌质量管理实践

宁光◎主编

中国标准出版社

北京

图书在版编目（CIP）数据

卓越、坚韧、创新：瑞金内分泌质量管理实践 / 宁光主编 . —北京：中国标准出版社，2022.11
（21 世纪中国质量管理最佳实践系列丛书）
ISBN 978-7-5066-9150-5

Ⅰ . ①卓… Ⅱ . ①宁… Ⅲ . ①内分泌病—医疗质量管理—研究—瑞金 Ⅳ . ① R58 ② R197.323.4

中国版本图书馆 CIP 数据核字（2022）第 201662 号

中国标准出版社 出版发行
北京市朝阳区和平里西街甲 2 号（100029）
北京市西城区三里河北街 16 号（100045）
网址：www.spc.net.cn
总编室：（010）68533533 发行中心：（010）51780238
读者服务部：（010）68523946
北京博海升彩色印刷有限公司印刷
各地新华书店经销
*
开本 710 × 1000 1/16 印张 15.25 字数 221 千字
2022 年 11 月第一版 2022 年 11 月第一次印刷
*
定价 72.00 元

编委会

主　　编 宁　光

副主编 王卫庆

编　　委（按拼音首字母排序）

毕宇芳　顾卫琼　刘建民　叶　蕾

张翼飞　周文中　周莹霞

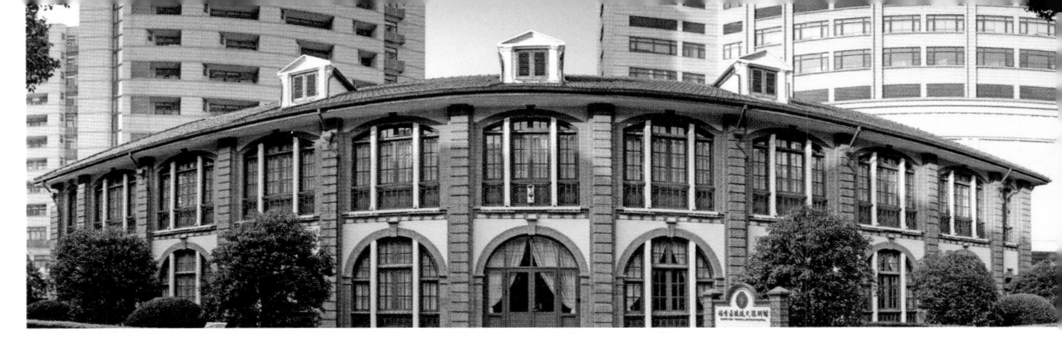

序

质量，英文对应词有两个，一是mass，指物体的物理属性，即物体内物质的含量，是度量物体惯性的物理量；二是quality，指一组固有特性满足需求的程度。由此可见，质量的第二层含义是一种主观的需求，有客观的指标和定义，所以可以被量化。“质”字在金文中是由两个并排的“斤”在上、“贝”在下而组成。“斤”是最早产生的汉字之一，其含义是用于伐木的锐器，是古人必不可少的工具。“斤”作为最常用的物品，人们会互相借用，这就出现了交换并引发了交易，“斤”也成为交换时的参考值，所以在秦始皇统一度量衡时，“斤”成为度量单位。但人类最早的交易参考物是当时较为稀缺的“贝壳”，因此“贝”是最早的货币。由此，“质”的含义就是物物相易时以货币衡量是否价值相抵。虽同为“斤”，然此“斤”非彼“斤”，那么如何做到价值相抵呢？这与我们时至今日对“质量”所下的定义竟然相同——“固有特性满足需求的程度”。有了比较，有了交换，就会有交换后的心理感受：物超所值，就会愉悦；物等所值，就会满足；物次所值，就会懊恼。因此，说到底，质量就是一种交换及使用的交易过程中的主观感受，这几乎亘古未变。在工业化过程中，生产及商业交易的规模化，是为了能满足更多消费者的需求并扩大市场，因此可量化、可考核、可客观比较的质量体系应运而生，并成为工业化、规模化

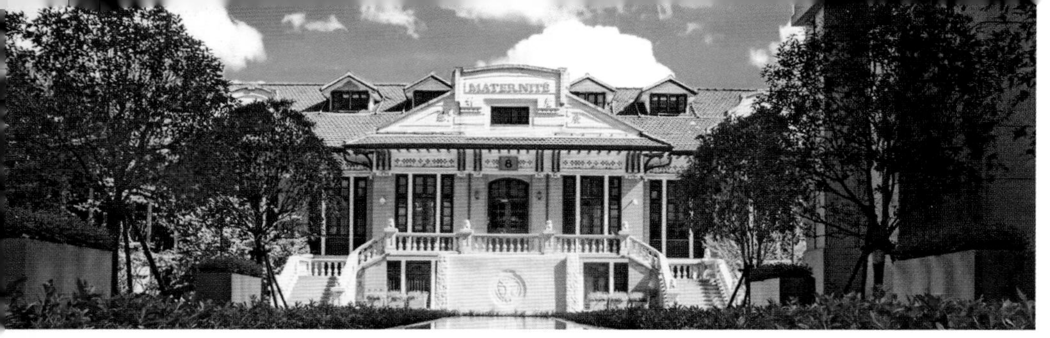

生产的重要标志。

但是包括疾病诊治、餐饮等体验式的服务与交易能否标准化并建立质量体系呢？“众口难调”是对吃饭这件事必须个体化的恰当注解。但“治大国如烹小鲜”，我们的祖先已经看到，烧饭也是有规律可循的，与治理国家的道理一样。将餐饮标准化并能靠质量体系形成规模化的当属“快餐”，甚至逐渐形成一种“快餐文化”。“快餐文化”作为美国的特征之一，之所以能兴盛于美国，与工业化过程中其对“质量”和“标准”的追求有关。疾病诊治过程能否标准化并用质量体系考核呢？这也有前例可循，例如国际医疗卫生机构认证联合委员会（JCI）和美国病理学家学会（CAP）等认证就是医院内的标准并有专门的质量考核点。但是这些认证更聚焦于医院管理或临床或病理监测等方面。能不能在疾病诊治过程或流程中实现质量体系管理？虽然有各种指南和专家共识等来规范医疗行为，但用于质量考核点且成体系的疾病诊治流程仍然是一个难点。应该看到，疾病诊治过程是一个系统性的工作，诊治系统是靠疾病节点相连接的，疾病节点是靠诊治指标和技术等整合的，但整个整合过程是靠合适的人即合格的医务工作者完成的。因此，反过来，如果没有合格的医务工作者就不可能完成诊治过程的整合，如果不能做好诊治过程整合，就不会有坚实的诊治节点，而诊治节点的脱节又会导致诊治体系不完善，不完善的体系又如何能取得良好的疾病诊治效果呢？那么如何选择合格的医务工作者、建立合格的诊治团队、进行有效整合、检验诊治节点、修正诊治体系，从而保障整个疾病诊治过程准确运行呢？很简单，那就是建立质量管理体系。

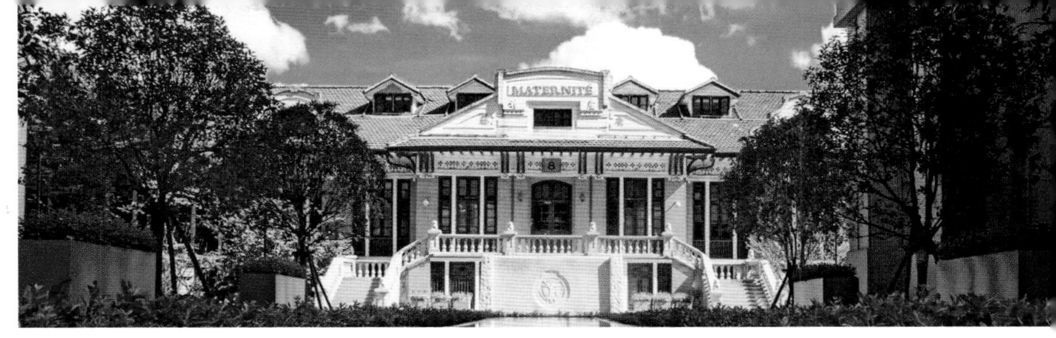

在疾病诊治过程中实现质量管理是一个新的探索。上海交通大学医学院附属瑞金医院的国家代谢性疾病临床医学研究中心由瑞金医院内分泌代谢科和上海市内分泌代谢研究所组成，同时国家卫生健康委员会内分泌代谢疾病重点实验室、上海市内分泌肿瘤重点实验室也聚集于此。瑞金内分泌代谢科在内分泌代谢领域一系列疾病诊治过程中建立质量管理体系，为内分泌代谢疾病诊治的规范化、规模化奠定了基础，并获得了上海市质量金奖和中国质量奖提名奖。此时他们结集成书，希望与同道分享。

宁光

2022年8月1日

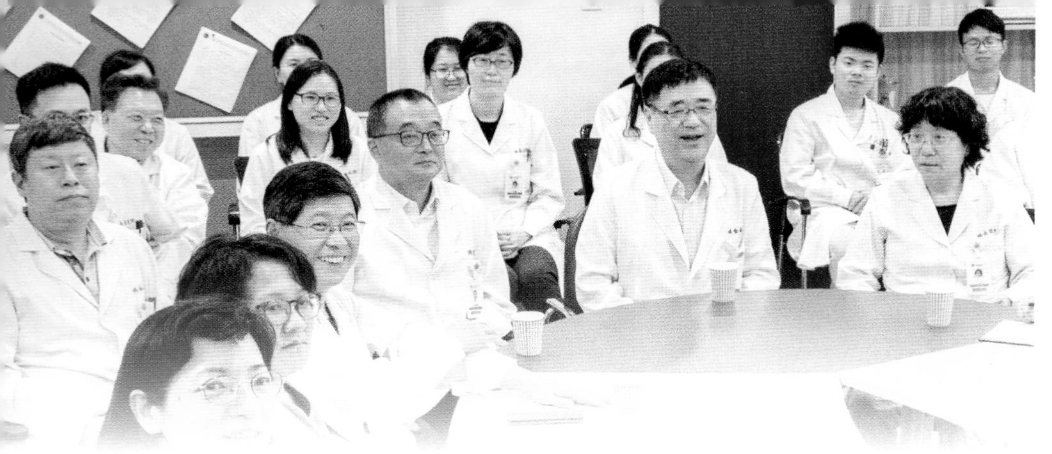

前言

质量是什么？质量是一种满足服务对象和其他相关需求的文化，为满足需求而对质量的持续追求需要客观指标和检查点，并能覆盖整个过程，因此质量又是通过评价而呈现的客观指标。

质量由谁评价呢？供方市场时质量由供给侧进行评价，称为符合性质量，以满足供给侧需求为目的。但是随着市场需求不断被满足，技术的成熟和普及，尤其是由于高利润和技术门槛降低而出现竞争者，商品逐渐由新产品或稀有产品转向大量生产，供方市场逐渐向需方转化并成为需方市场，供方必须考虑需方感受，并进行供给侧改革满足需方需求。质量管理就是由供方主导的符合性质量向需方决定的适用性质量转变，感知需方满足需求，以需求侧要求为目标，投入研发，满足需求。

医疗在服务容量不足时是一种稀有产品，服务容量是由医院数量、医生数量等供给侧决定的，当医院和医生数量不足时医疗是供方市场，由供给侧即医疗决定，是符合性质量。但公立医院是需求侧即社会为满足患方需求而建的，以满足人民群众对美好生活的追求作为主要目标。医院扩容和新建、医生增加等因素，也客观上使医疗成为需方市场。满足需求侧、进行供给侧改革已势在必行，因此医院建设和发展应由需求侧决定，医院必须注重满足患者和社会需求。关注需求侧感受，改进医疗质量，提高医

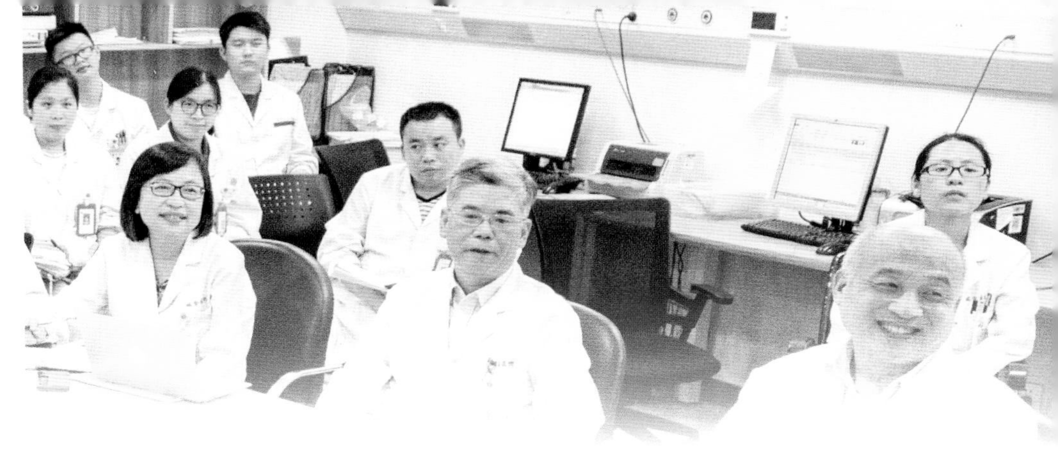

疗水平，也是对医院提出的更高要求。作为供给侧不仅要降低成本，而且还要满足治病救人的需求，提高技术水平，动态体会患者感受，进而改善服务，这就是所谓的广义的质量。从这个角度看，医院要做好质量经营，必须满足需求侧即患方固有特性需求，甚至是患方可感知和想象的任何事物。供给侧为满足需求侧需求所进行的改革是无止境的，是一个持续进步的过程。这也是为何公立医院高质量发展和医疗制度改革永远在路上的原因。

相似或相同产品的一致性是生产规模化和产能扩大的先决条件，质量标准是其保障。作为供给侧的瑞金医院以“追求卓越”为院训，就必须将自身标准定为行业内的高标准。标准化是保障质量可持续的前提，强调的是一致性和可重复性，并将机械化、集约化、工业化和连锁化作为目标。标准化虽然促进批量式供应，但可能会抑制个体化和个性发展。因此，作为一家研究型医院，在注重标准化的同时，也要注意个性化的创新与集约化的协调，构建二者协调统一的生态发展体系。

广义的质量的推广满足需求侧需求，但也激发需求侧更高需求，而需求的增长又促进质量进一步提高，这是一种进步，满足需求侧、进行供给侧改革是持续质量促进的动力所在。需求给供给侧带来极大压力的同时，也带来了动力。这在医疗上尤为突出，医疗需要聚焦社会的需求，持续加大投入，提高医疗技术水平和服务水平，以满足人民群众不断增长的获得感。这也给我们带来新的思考：如何调动供给侧即医院、医生、医保的积极性，去满足需求侧即患方的获得感。如果我们意识到质量是一种文化、一种感受，而标准只是手段，就会更自觉地从文化和感受层面去满足患方需求，这就需要对医院医生评价方式进行改革。

医院质量有自身的特点，主要体现在5个方面：

（1）无形且未知，甚至不可预测；

（2）供需双方的统一和不可分割，即医患间共同打造；

（3）疾病的差异性使标准化极为困难，但从质量管理角度又要努力标准化从而实现质量管理；

（4）动态变化而不重复；

（5）经济和社会效益的统一。

在认清医院质量特点的基础上，实事求是地制定质量评价方式即对医疗结果和过程进行评估。我们一直强调"感受"，从这个角度，可以把质量分为感知质量和非感知质量。感知质量来自供方，某种程度上就是内部用户或员工的感受，以及更重要的外方感受即需方的感受。从感知质量角度，为满足内部和外部或者员工与用户的感受，我们必须持续改进，改进生产环境、改善员工待遇从而满足员工需求；改善产品性能和服务水平从而满足需方需求。激发持续改进的自发性非常重要。非感知质量是刚性的体系建设，是保证感知质量的基础，必须从结构层、过程层、结果层进行。

质量管理是什么？就是对资源进行有目标的组织和协调以满足质量要求。质量管理是体系建设，强调职责权利。体系是由一系列为实现目标的有效和有序的要素组成，要定标准、建程序、立规范以确定检查点，从而保证这些要素是可检查、可量化和可被评估的。但质量管理过程又不能忽略人的因素，要时刻想到调动人的主观能动性和积极性。因此质量管理既需要有目标、讲理念、知惯例、晓规则，又要定方针、树职责、善策划、勤运行。

所谓质量管理模式就是理念加方法。追求卓越的管理核心就是持续改进，有序而卓越的组织需要卓越管理的支撑。因此作为一个组织的医院应建立自身的质量战略、理念、体系、方法、目标、规划、文化、环境管理体系。

卓越管理首先是领导和领导力。领导力包括战略确定能力和对资源的掌控和配置能力，但同时，其又受需方与市场的制约。领导力又是战略执行能力，基于评估和改进的过程及结果管理尤为重要。精细方法测量分析是评估结果的必备条件，但评估是为了改进。简单的持续改进的方法：方法—展开—学习—整合，最后得到结果。

我们应时刻牢记医院的社会责任：公共责任、道德行为、公益活动。战略是驱动性因素，资源是从动性因素，也是实现战略的限制条件，因此协调驱动性因素和从动性因素的平衡才能制定适宜的发展战略。强调相关方资源平衡和协调，认可相关方利益是取得“共赢”的基础。

医院质量管理是从个体化管理过程演变而来的，经验性成分更多，并且形成一个难以改变的固化体系。因此，医院质量管理体系建立是组织重构的过程，而撬动这个过程的是卓越绩效体系，顶层设计时更多地融合绩效评估非常重要。卓越的需求和过程决定卓越的结果。重视过程与关注结果、学习改进与创新、基于绩效的系统管理，是医院质量管理体系建设的关键。卓越绩效管理应树立广义质量观、关注过程、聚焦结果、追求卓越、永无止境。

在以上理念指导下，瑞金内分泌代谢科在长期的实践中构建的卓越管理体系如图0-1所示。

在核心目标层面：秉承祛除病患痛苦，用心呵护健康的核心理念，以生命第一、质量至上、患者满意和社会效益为目标，强调瑞金内分泌作为

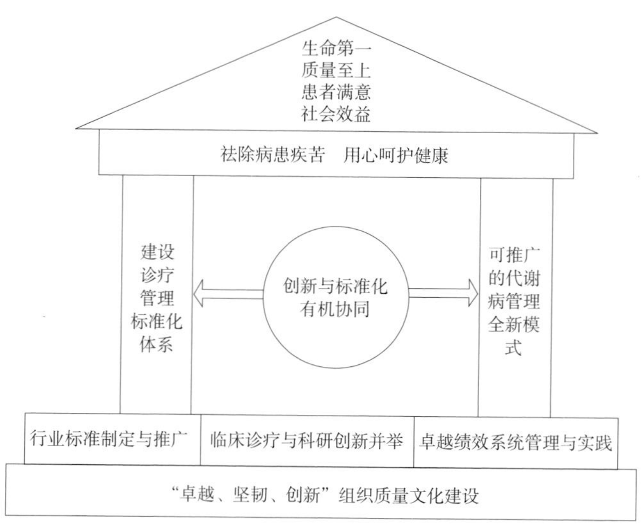

图0-1　瑞金内分泌代谢科卓越管理体系模型

公立医院的社会责任，将患者和社会满意作为最高要求，并成为瑞金内分泌质量战略产生和演化的内驱，演化出“质量基础、患者核心，医学精准、追求卓越”的组织使命。

在组织文化层面：作为组织的灵魂，瑞金内分泌代谢科形成了以“卓越、坚韧、创新”为科训的组织文化观，并且衍生出了“广博慈爱、追求卓越”的价值观。

在核心方法论层面：形成了以“创新与标准化有机协同”的核心方法论、以标准操作流程（SOP）为核心的标准化体系和面向全国的国家标准化代谢性疾病管理中心（MMC）全新代谢病管理模式。

在未来发展中，瑞金内分泌代谢科会持续秉承这些理念，以社会责任为核心，推动自身体系的持续进化，使其与组织发展协调一致、相互促进。

编委会

2022年8月1日

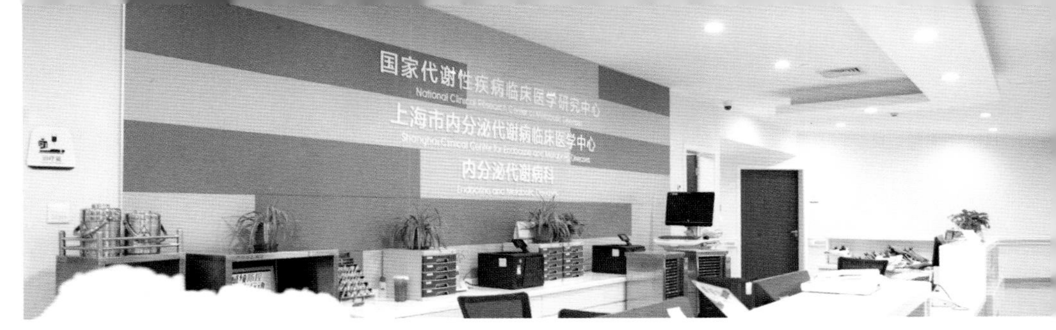

目录

第一章　卓越、坚韧、创新，铸造瑞金内分泌代谢科质量管理的灵魂

第一节　瑞金内分泌代谢科的使命、愿景、价值观与科训　// 3

第二节　瑞金内分泌代谢科组织文化建设实践　// 8

本章小结　// 26

第二章　战略与绩效引导瑞金内分泌代谢科的质量持续发展

第一节　瑞金内分泌代谢科的质量战略　// 29

第二节　瑞金内分泌代谢科质量建设与发展历程　// 38

本章小结　// 55

第三章　融会贯通，CAP标准落地生根与中国特色创新

第一节　CAP体系对于瑞金内分泌代谢科质量发展模式的重要性　// 59

第二节　CAP质量标准引入与取证　// 65

第三节　CAP落地途径和方法探索与创新　// 69

第四节　CAP本地化、SOP化及对CAP标准的增补和结合中国特色的创新与完善　// 79

第五节　CAP在内分泌质量发展中的支撑作用　// 83

本章小结　// 84

第四章　标准化与创新有机协同，质量管理落地开花

第一节　SOP化是组织效率和质量保证的基本手段　// 87
第二节　科研工作的标准化实践与发展　// 95
本章小结　// 116

第五章　质量评价从患者感受出发，聚焦组织公益性

第一节　医疗技术质量是组织质量评价的基础指标　// 121
第二节　医疗服务质量是组织质量评价的递进指标　// 138
第三节　组织经济与社会效益的统一是组织长期发展的根本　// 143
本章小结　// 148

第六章　瑞金经验，世界分享

第一节　多渠道、多方式的瑞金内分泌经验推广　// 151
第二节　MMC为重大慢性疾病带来的难题提供“中国经验”　// 154
本章小结　// 165

第七章　未来发展展望

第一节　瑞金内分泌代谢科未来生态位思考　// 169
第二节　瑞金内分泌代谢科未来科研发展规划　// 173
第三节　瑞金内分泌代谢科未来质量管理规划　// 185
本章小结　// 186

附录　瑞金内分泌代谢科10个SOP案例

案例1　标准化代谢性疾病管理中心DR检查SOP（V3.0）　// 188
案例2　标准化代谢性疾病管理中心双向转诊SOP（V3.0）　// 196

案例3 标准化代谢性疾病管理中心葡萄糖耐量试验SOP（V2.0） // 200
案例4 葡萄糖钳夹试验SOP（V1.0） // 205
案例5 短程生长抑素抑制试验SOP（V1.0） // 208
案例6 高钙抑制试验SOP（V1.0） // 211
案例7 临床基因检测SOP（V1.0） // 215
案例8 生理盐水试验SOP（V1.0） // 219
案例9 糖尿病足管理SOP（V1.0） // 222
案例10 ITT试验SOP（V1.0） // 225
附录小结 // 228

01

CHAPTER

第一章

卓越、坚韧、创新，铸造瑞金内分泌代谢科质量管理的灵魂

优秀的组织文化是建设强有力组织的必要条件，是组织核心竞争力之一，也是组织基业长青的基础。

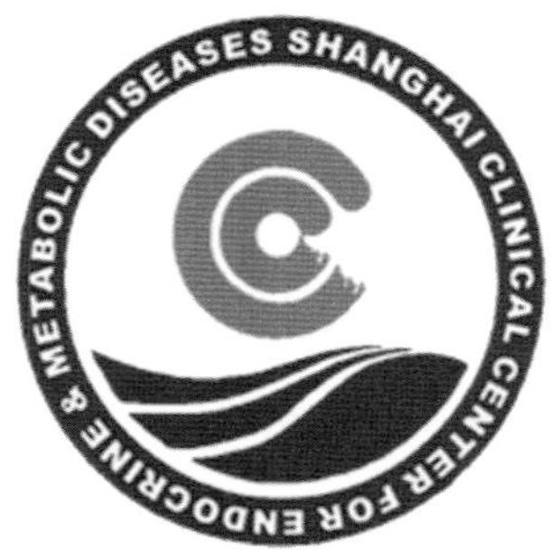

Care Your Health With Our Heart!

用心呵护健康

Clinical Center
冉冉升起的太阳
逐渐痊愈的疾病

Shanghai
Endocrine
Metabolism

做事先聚人，聚人先聚魂。文化建设是组织聚人、聚魂的核心工作，是组织核心竞争力的重要组成部分。组织文化是一个组织特有的文化形象，由其价值观、信念、仪式、符号、处事方式等组成。组织文化是组织为解决生存和发展问题而形成的，被组织成员认可且共享，并共同遵循的基本信念和认知。组织文化集中体现了一个组织经营管理的核心价值主张，也是组织成员共同的价值观念和行为规范的体现。通俗来说，每一位员工都明白怎样做对组织是有利的，而且都自觉自愿地这样做，久而久之便形成了一种习惯，这种行为习惯再经过一定时间的积淀，形成了人们头脑里一种牢固的“观念”，而这种“观念”一旦形成，又会反作用于（约束）大家的行为，逐渐以规章制度、道德公允的形式成为众人的“行为规范”：

· 它起着组织分界线的作用，使组织内部人员有了很强的辨识性。

· 它表达组织成员对组织的一种认同感，形成了组织的向心力，使成员能够在组织战略的引导下，在认识上和行动上协调一致，从而无坚不摧。

· 它使组织成员不仅注重自我利益，更考虑组织利益。

· 它有助于增强组织系统的稳定性。

· 它能够引导员工和塑造员工的态度和行为。

因此，每个组织的文化都是与组织发展历程息息相关且独特的，是被组织内部认同的文化，是组织基业长青的基础。瑞金内分泌人在长期的质量实践中倡导“卓越、坚韧、创新”为核心的组织文化，形成“让优秀成为一种习惯”的集体氛围，这些集中体现了瑞金内分泌人的共同价值观和行为模式，也是瑞金内分泌代谢科质量管理模式的灵魂。

第一节 瑞金内分泌代谢科的使命、愿景、价值观与科训

上海交通大学医学院附属瑞金医院内分泌代谢病学科（简称“瑞金内分泌代谢科”）成立于20世纪50年代，是中国内分泌代谢病学科发源地之一，由瑞金医院内分泌代谢病科和上海市内分泌代谢病研究所组成，是国家代谢性疾病临床医学研究中心和上海市内分泌代谢病临床医学中心。自2010年以来，瑞金内分泌代谢科连续11年获中国医院专科声誉排行榜（内分泌）第一名，中国医院科技量值（内分泌）连续6年以满分排名第一。2020年4月，瑞金内分泌代谢科还获得上海市政府颁发的2019年度上海市质量金奖。

瑞金内分泌代谢科现已成为国内最重要的内分泌代谢病医疗、科研和人才培养基地，以内分泌肿瘤临床诊治和机制研究、常见内分泌代谢病流行病学和防治研究作为两大研究方向，与国际先进水平同步发展，截至2022年5月，瑞金内分泌代谢科共在*Science*、*JAMA*、*Nat Med*、*Nat Cell Biol*、*JACC*等期刊上发表SCI论文606篇，获国家级课题260项、省部级课题140项，2021年成立国家自然科学基金基础科学中心“能量代谢与健康”，并获得6000万经费支持；获批新药及器械各1项，授权《专利合作条约》（PCT）发明专利8项、中国发明专利28项、外观/实用新型专利16项、授权软件著作权22项及商标2项，瑞金内分泌代谢科先后获得国家科技进步奖二等奖4项、国家科技进步奖三等奖2项、省部级科技进步奖一等奖5项；先后主持制定23项内分泌专业临床路径和57项指南共识。

一、瑞金内分泌代谢科的使命、愿景、价值观解读

瑞金内分泌代谢科的组织价值观围绕患者展开，逐步演化和成形：

1. 使命

质量基础、患者核心、医学精准、追求卓越。

2. 价值观

广博慈爱、追求卓越。

3. 愿景

瑞金内分泌代谢科的标志（LOGO），体现了其质量文化，见图1-1。

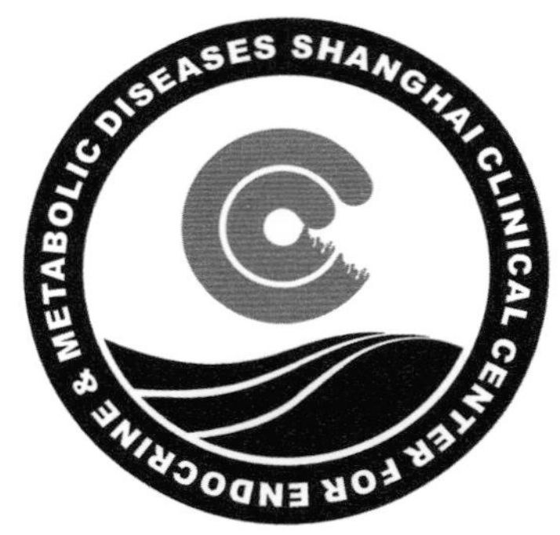

注：中心的红色太阳象征瑞金内分泌冉冉升起，中间有缺口说明疾病正在好转；下方的波浪代表大海，指代瑞金内分泌所在地——上海，也有“海纳百川”之意，表示欢迎各地的人才汇聚于此为全国服务。

图1-1 瑞金内分泌代谢科的标志（LOGO）

二、科训：卓越、坚韧、创新

（一）卓越

卓越即高超出众，但追求高超出众结果的过程更为重要。瑞金内分泌人在追求卓越的过程中，既着眼于高超成就，又不忽视细节。

20世纪50年代，瑞金内分泌代谢科成立了“糖尿病宣教中心”，其主要任务是向患者传授糖尿病的知识和控糖管理经验。瑞金内分泌代谢科举办学习班培养糖尿病教育的专门人才，并举办了“第一届糖尿病教员培训

班”（见图1–2），向全国的内分泌专业工作者传授经验。

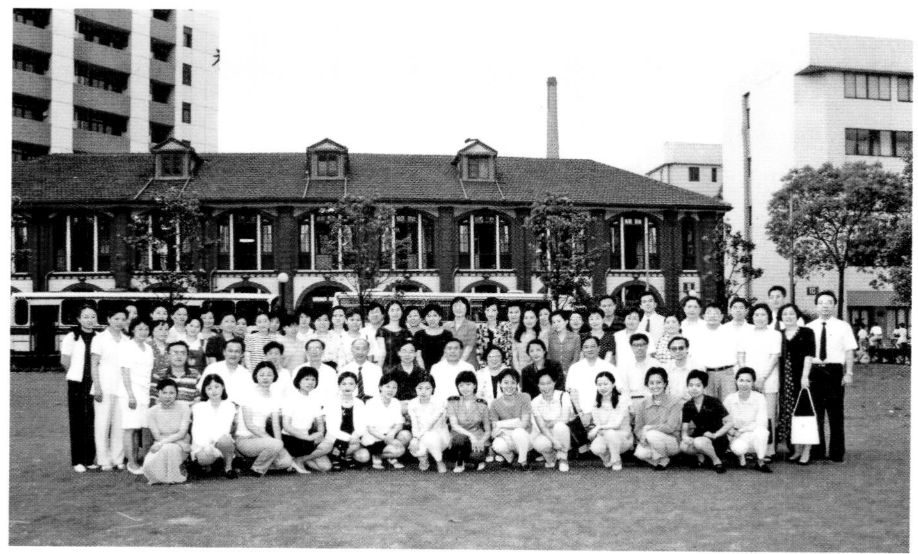

图1–2　1998年“第一届糖尿病教员培训班”学员合影

进入21世纪，针对我国糖尿病的患病率显著增加，以往的传统管理模式已经难以满足日益增长的糖尿病诊治需求的问题，瑞金内分泌代谢科于2016年建立国家标准化代谢性疾病管理中心（MMC）。MMC在原来的糖尿病宣教中心的基础上，通过互联网+物联网技术，运用管家/医家App、微信公众号、远程会诊平台、代谢网等形式，将瑞金医院的糖尿病院内管理向院外不断延伸，同时将瑞金内分泌代谢科的管理经验进行标准化和制度化，形成可向全国各级医院推广的服务模式。

MMC的建设，使全国的糖尿病诊疗不断规范化和同质化，最终造福全国所有的糖尿病患者。这些成就的取得，与卓越的理念和敢于突破的精神密不可分。

（二）坚韧

坚韧指坚固而柔韧，不屈不挠，坚忍有韧性。瑞金内分泌代谢科的流调团队是坚韧文化的典型代表。一个全员不足50人、主要在医院从事临床的研究团队，以每年1项的频率连续申请到5个国家自然科学基金委员会优秀青年科学基金项目，这种情况并不多见。有人称之为“瑞金内分泌代谢科现象”。如果是现象，在现象之后就有本质和规律，透过现象看到本质找到规律，就会看到一个瑞金内分泌代谢科持久发展的内在因素——坚韧。

以中国人糖尿病遗传模型构建为例，糖尿病患病率在过去40年间急剧增长，使中国成为糖尿病患病人数最多的国家。由于前期相关疾病的科研证据缺失，基本疾病模型是基于国外人群定义的，且种族的遗传背景存在差异，导致基于欧美人种提出的证据不一定适用于中国人。瑞金内分泌流调团队为了建立代表中国人的遗传模型，在宁光院士和王卫庆教授的带领下，从零开始陆续创建并开展“城镇化进程与代谢性疾病风险研究”（2005年至今）、“中国慢病及其危险因素监测”（2010—2012年）和“中国心血管代谢与恶性肿瘤队列”为代表的三项大型前瞻性人群队列研究，以及全国多中心、随机对照临床试验“中国成人2型糖尿病降压治疗目标（BPROAD）研究”为代表的临床试验研究（2019年至今），高质量地完成了中国人群遗传变异数据构建、中国人群体结构分析、基因组特征比较及变异频谱和致病性变异解析，为我国的医学和生命科学研究提供服务。

（三）创新

《广雅》有云“创，始也”；新，顾名思义与旧相对。创新，即满足需要，以有别于常人或常规思路的见解为导向，改进旧事物或创造新事物。

创新是组织持续进步的源泉，由于每个组织所处的环境不同，因此需要其根据自身特点，探索自己的创新之路。疾病的差异性导致医疗服务标准化极为困难，目前还是以各有千秋的个体化为主。但从质量管理和效率角度，医院又要努力标准化，从而实现高标准的质量管理。在追求标准化的过程中，医院还要注意标准化可能抑制个性化发展，避免其对创新造成负面影响。

在创新指导思想方面，瑞金内分泌代谢科秉承“取法乎上，仅得其中；取法乎中，仅得其下；取法乎下，无所得矣！”的理念，将创新的目标聚焦于行业领先水平。

在创新方法论方面，瑞金内分泌代谢科的创新之路特别关注个性化的创新与标准化的协调发展，探索标准化与创新的有机协同，兼顾效率和发展，从而逐步形成了从临床需求出发，以“三位一体的创新研究体系、研究成果标准化（SOP化）、标准化质控和全面推广”为核心的发展之路（见图1–3）。

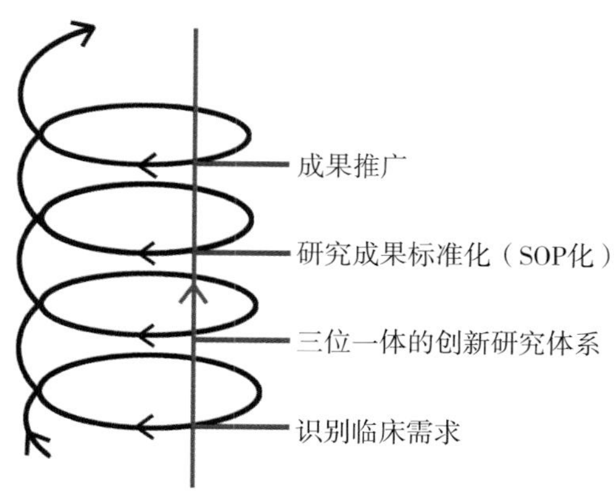

图1–3 螺旋提升生态模型

这个创新理念在甲状腺结节“良性肿瘤标志物”发现过程中得到了很好的展现。2017年，科室接诊了很多甲状腺结节患者，这些患者在检查完后一定会问一个问题：“我这个结节会不会变成恶性的？”如果答案是“可能”，患者会很紧张；如果答案是“不会”，患者会放松很多。当时国际国内的同行按照肿瘤研究的一贯思路，都在寻找“恶性肿瘤的标志物”，也就是说如果找到特定的基因，就可以诊断是恶性肿瘤。瑞金内分泌代谢科团队却反其道而行之，寻找“良性肿瘤的标志物”，在基因层面如果找到特定的基因来判断该结节是良性，患者也就不用担心是恶性肿瘤了。这样，医生在临床判断的时候，不仅有恶性的标志物，也有良性的标志物，提高了鉴别诊断的效能。瑞金内分泌代谢科团队做了相关研究，选择同时有甲状腺良性结节和恶性结节的一个队列，然后进行测序，并从遗传学追溯这两组结节是否相关。最后主要的结论是良性结节和恶性肿瘤没有任何关系，二者的关系还不及正常甲状腺组织和恶性肿瘤的关系大。当医生看到这个“良性标志物”，就可以告诉患者结节以后变成恶性肿瘤的机会不大。

瑞金内分泌代谢科的甲状腺结节良恶性遗传分析技术，发现良性结节与甲状腺癌基因组突变类型和遗传进化路径存在差异，证实良性结节不会恶变，为避免过度治疗提供了充分的循证依据。同时，在医院内部，相关检测标准也同步SOP化，确保相关人员都能按统一的标准进行诊断，提高诊断质量。

第二节 瑞金内分泌代谢科组织文化建设实践

一、传承——“这里是中国内分泌代谢病学科的发源地之一”

峥嵘岁月，不忘初心，瑞金内分泌风采依旧，砥砺前行。图1–4只是瑞金内分泌临床和研究进展的一个缩影，彰显瑞金内分泌代谢科的雄厚实力。

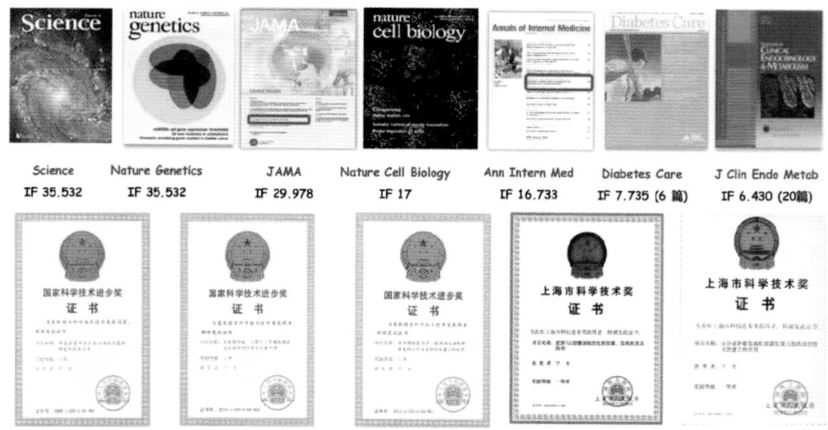

图1-4　瑞金内分泌代谢科部分高水平文章和获奖证书

（一）国内首诊原发性醛固酮增多症，初创学科高地

内分泌代谢病，既有高发病率的常见病，如糖尿病、甲状腺功能亢进症（甲亢）、肥胖症、痛风、骨质疏松症等，也有罕见的内分泌肿瘤等。瑞金内分泌代谢科不仅致力于常见疾病的防治和规范化，而且在疑难、危重、罕见内分泌代谢病诊治方面积累了丰富经验，其技术处于国际先进水平，为患者提供优质的医疗保障。

邝安堃教授，中国著名的医学家和医学教育家，是瑞金医院内科的奠基人（见图1–5）。1933年毕业于法国巴黎大学医学院，获得医学博士学位后，邝教授回国从业，受聘到震旦大学医学院任教，并在广慈医院担任内科、皮肤科和小儿科的科主任。20世纪40年代末至50年代初，邝安堃教授带领他的学生陈家伦教授、许曼音教授利用一台简单的直视显微镜直接计数嗜酸细胞以评估糖皮质激素分泌，开始了肾上腺皮质功能的研究，同时对许多急性传染病（如伤寒和外科疾病）患者的预后做出准确预测，这是文献可查的中国肾上腺皮质功能最早的研究，也成为瑞金内分泌代谢科的起源。

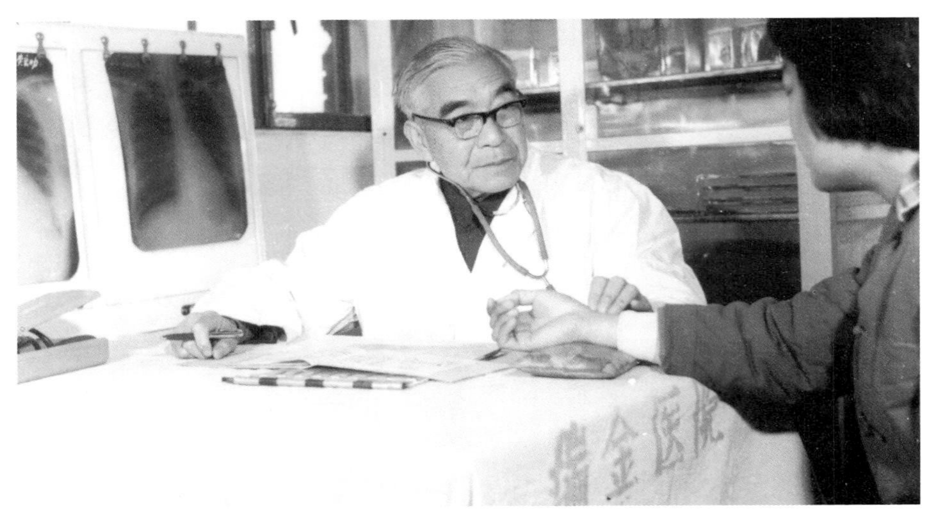

图 1-5　邝安堃教授（摄于1979年）

1955年，世界第1例原发性醛固酮增多症（原醛症）在美国发现。1957年，邝安堃教授、陈家伦教授、许曼音教授等成功诊治了国内第1例原醛症，这标志着广慈医院内分泌代谢病学科（即今日的瑞金内分泌代谢科）的诞生，邝安堃教授、陈家伦教授和许曼音教授也成为瑞金内分泌代谢科的创建者。

彼时的广慈医院内分泌实验室仅有1名技术员，1间30平方米的房间，以及几件简陋的试验仪器，其中最珍贵的就是火焰分光光度计。陈家伦教授正是借助这台仪器测定电解质，证实了原醛症患者血钾降低和尿钾增多。在当时还不能测定醛固酮的情况下，为能证实患者血液中醛固酮激素增加，只能检测患者尿液中的"潴钠活性"——将患者的尿提取物注射至实验鼠体内，然后测定实验鼠的尿钠和尿钾。陈家伦教授自制代谢笼，解决了实验鼠尿液收集困难的问题，并发现了实验鼠的尿钠降低和尿钾升高，证实了患者尿中"潴钠活性"增强。此后瑞金内分泌代谢科的临床特色即以原醛症为代表的肾上腺疾病的诊治逐渐形成。

为发展需要，邝安堃教授于1956年成立广慈医院内科实验室，1959年，又邀请原上海第二医学院生化教研室主任丁霆先生负责实验室工作，逐渐将重点放在激素测定上。实验室于1964年获批为上海第二医学院内分泌研究室。广慈内分泌的蓬勃发展也极大地推动了中国临床内分泌学的兴起和形成，奠定了广慈内分泌成为中国内分泌学的三大起源地之一的地位。

（二）开拓进取、创新发展，形成自身特色

20世纪60年代，瑞金内分泌代谢科的前辈们在邝安堃教授的领导下，开始用现代医学方法研究中医阴阳学说和虚证理论的尝试，他们创造性地建立可的松阳虚动物模型、阴虚和阳虚高血压动物模型等，首次用现代医学的方法证实了中医的阴阳拮抗理论，将其用于治疗甲状腺功能减退症（甲减）和甲亢，效果显著。

将内分泌学原理用于中西医结合研究，如用激素间的对抗解释阴阳学说、激素的反馈与五行学说类比，成为邝安堃教授的重要思想，也是中西医结合内分泌研究的经典理论，邝教授也因此被尊为中西医结合研究的开创者之一。

多年来，瑞金内分泌代谢科依旧延续中西医结合特色，致力于中药治疗糖尿病的研究。宁光院士及其研究组通过多中心、分层随机、双盲和安慰剂对照的方法，创新性地证明黄连素可降低初发2型糖尿病合并血脂异常患者的血糖水平。

另一颇有中国特色的创新是“馒头餐”试验。以往国内普遍采用100g葡萄糖做口服葡萄糖耐量试验（OGTT）。1980年，许曼音教授与7家国内医疗单位合作，比较50g、75g、100g葡萄糖对胰岛素、C肽释放和血糖的影响。结果表明，75g和100g葡萄糖两种剂量结果非常接近，但50g作用则较弱。为找到一种更易让人接受的标准试餐法替代OGTT，研究组经过反复比较，发现2两馒头大致与75g葡萄糖相当，所以选择2两馒头这个简单易得、标准统一的食品作为75g葡萄糖代用品，进而提出“馒头餐”

试验相当于葡萄糖耐量试验，可作为诊断和判定糖尿病疗效的标准试验，“馒头餐”得以在全国推广，沿用至今，形成中国特色（见图1–6）。

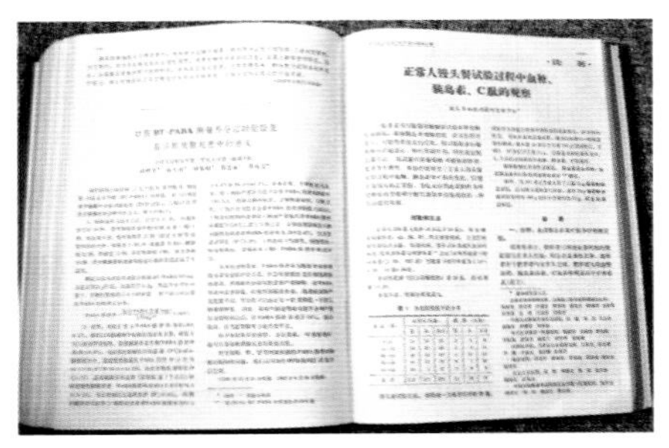

图1–6　发表文章推广具有中国特色的“馒头餐”试验

（三）注重临床诊治，育内分泌临床英才

邝安堃教授是第一个获得法国住院医师证书的中国人，有极高的临床素养，他的学生陈家伦教授和许曼音教授得其真传并将此发扬光大，从而形成中国临床内分泌的瑞金特色——继承基础上的创新。曾担任瑞金医院内分泌科主任的罗邦尧教授忆起瑞金内分泌坚持至今的严格查房制度：“在内分泌科，查房时拿着患者的病史照本宣科是绝对不允许的，除了完整的病史汇报，还要有广泛的知识面，了解疾病的最新进展。”（见图1–7）罗邦尧教授曾说，自己也是这么过来的，“从实习医生到主任医师，大家都尽可能详细地掌握病史，提前翻阅国内外文献，每一次查房都是一次疾病知识的头脑风暴。教学相长，学生进步，老师也大有裨益。”

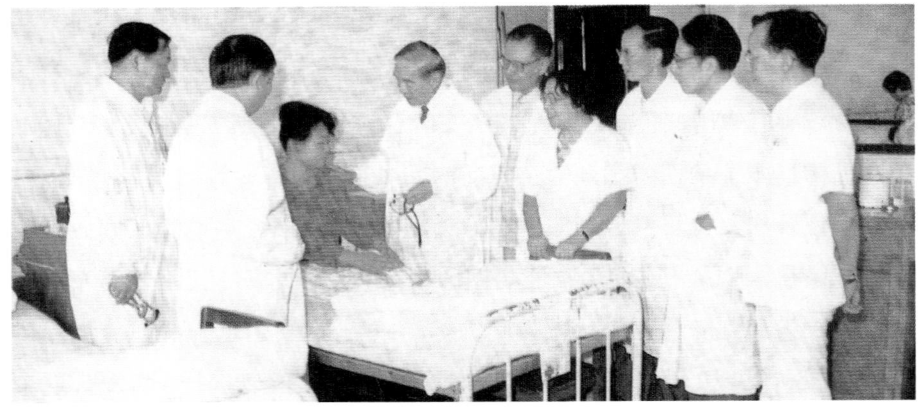

图1–7　邝安堃教授带领内科专家查房

在中国内分泌学界活跃着一群人，他们以“瑞金内分泌进修学员”自居，他们每每聚会，常以“第 × 届瑞金进修班”区分，这便是“国家内分泌进修班”。自1978年受中华人民共和国卫生部（以下简称“卫生部”）委托，此进修班已延续63届，培养专科人才数千人，成为中国内分泌代谢临床的主力军，被誉为中国内分泌代谢学科的“黄埔军校”（见图1–8）。

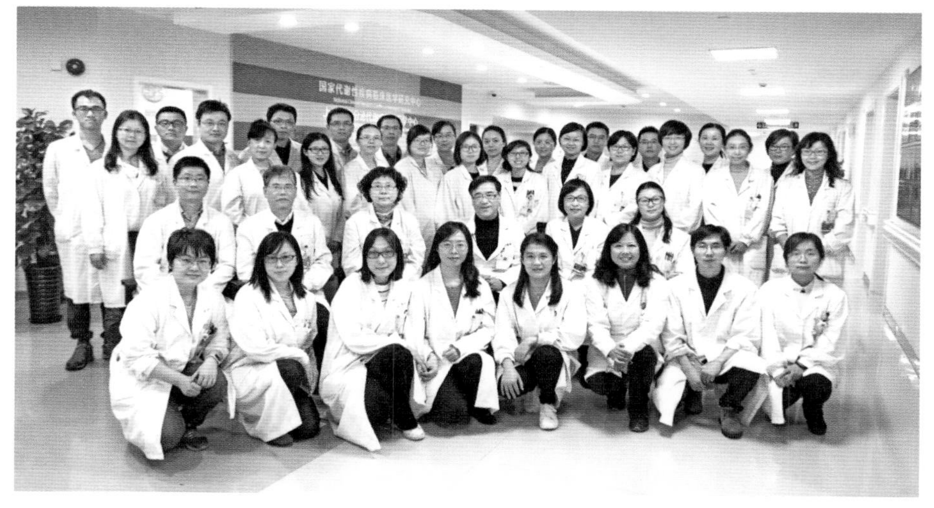

图1–8　瑞金内分泌进修班学员

20世纪90年代，中国糖尿病发病明显增多，但患者关于糖尿病的知识却非常贫乏，陈家伦教授和许曼音教授在瑞金医院成立了“糖尿病宣教中心”，这也是国内第一个以宣教为目的的糖尿病中心。许曼音教授亲撰剧本，拍摄糖尿病宣教片，并在上海电视台播放此片。许曼音教授又通过举办专门学习班来培养糖尿病教育的专门人才，并将这些专门人才命名为“糖尿病教员”。当时，上海市包括所有三级甲等医院在内的100余家医疗机构的400多位医护人员先后在瑞金医院接受培训，在上海形成了一支糖尿病预防教育的生力军。

（四）开创内分子生物学研究

陈家伦教授带领瑞金内分泌代谢科顺应改变，在强化经典内分泌的同时，及时将糖尿病等代谢性疾病也列为重点，并对内分泌所的研究力量进行了调整。首先，将为临床服务的激素测定集中在临床内分泌实验室，实现了激素测定的规模化、专业化、标准化和规范化，这种调整为日后成为国内检测指标最全、样本量最大的临床内分泌实验室奠定了基础；其次，成立分子生物学实验室，并配备了当时堪称一流的仪器设备，此举使瑞金内分泌代谢科的研究水平与国际同步发展，促进了其在内分泌代谢性疾病的分子机制、致病基因等方面的长足发展，使瑞金医院成为国内最早应用分子生物学技术研究内分泌代谢病的单位之一（见图1-9）。

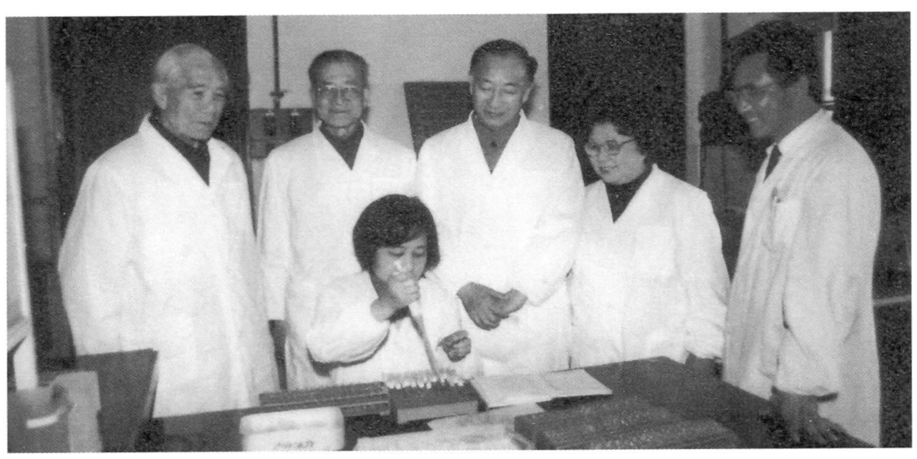

图1-9　邝安堃、丁霆、陈家伦、许曼音、罗敏教授指导实验室工作

陈家伦教授不拘一格选拔人才，为瑞金内分泌代谢科的持续发展创造了和谐团结的环境和高效精简的组织架构。在他的感召下，罗敏教授、李果教授、陈名道教授等人留学归国，同时他又将王铸钢、宁光、王卫庆、刘建民等人有针对性地送到国外学习，为瑞金内分泌代谢科积蓄持续发展的力量。正是在这种精心安排下，如今的瑞金内分泌代谢科团队才能保持

持久而旺盛的活力，在每一个年龄层次都有一个人才群体。

（五）科研来自临床，临床支撑科研

进入21世纪，新技术和新方法层出不穷，疾病的诊治和预防更加精准，提升内分泌代谢病的诊治和预防水平成为瑞金内分泌代谢科新的目标。

2000年，宁光院士与瑞金普外科的燕敏教授一起诊治一位甲状腺肿大的12岁男孩。在病理诊断甲状腺髓样癌基础上，他们又采用基因测序技术，发现此患者的RET原癌基因的918位点基因突变，这是国内第一个分子诊断的多发性内分泌腺瘤病2B型的患者。

此后，瑞金内分泌代谢科将基因诊断技术常规用于遗传性内分泌代谢病的诊断，不仅极大地提高了基因诊断的水平，而且使治疗效果明显提高。通过整合与规范，形成程式化基因诊断流程，使该类疾病基因诊断的周期从30多天缩短为4~6天，确诊率由原来不足40%提高为90%以上。目前，瑞金内分泌代谢科已诊断出80余种单基因遗传性内分泌疾病，发现120种基因突变类型，其中57种在世界上属首次报道。他们还构建了病种丰富、管理规范的遗传家系库，这对保护遗传资源、探讨疾病发生机制及高危人群预防都有极其重要的意义。他们将一种以低血糖为特征的内分泌肿瘤——胰岛素瘤分为3种分子类型；将一种以糖皮质激素异常增加的肾上腺库欣综合征分为2种分子类型；发现甲状腺结节与甲状腺肿瘤间有明显的进化差别，证实甲状腺乳头状癌并非由结节进化而来。

遗传性内分泌代谢病发病率低、缺乏系统性研究，易误诊漏诊。确定规范的诊断和分类原则成为必需。经过7年潜心研究，在总结大样本临床病例的基础上，瑞金内分泌代谢科构建并逐步完善3类10种的分子分类体系，理清并提出全新的诊断思路，极大提高了遗传性内分泌疾病的检出率。这项临床成果2次获得国家科技进步二等奖，被誉为“遗传内分泌疾病的家谱编写者”。

将先进的基因组和其他组学方法用于内分泌肿瘤的临床诊治一直是瑞金内分泌代谢科追求的目标，同时他们又将多组学与计算机深度学习相结合，用于诊治罕见内分泌疾病。先天性肾上腺皮质增生症是一组发病率千分之一以下的罕见疾病，诊治费时费力，非常困难。瑞金内分泌将基因二代测序、代谢组学和深度学习相结合，将诊断符合率提高为90%以上，远远超过人工诊断。

任何先进的诊治方法皆依赖于扎实而深厚的临床基础。王卫庆教授深知其重要性。她带领瑞金内分泌代谢科对临床诊断技术筛选优化，并建立新的技术，从而形成由23种临床技术、3种分段采血测定激素技术和近百种的激素测定方法组成的，体系完整的内分泌代谢疾病诊治体系。瑞金内分泌代谢科临床测定实验室于2011年通过美国病理学家学会的认可并保持至今，意味着瑞金内分泌代谢科激素测定已获得国际认可。瑞金内分泌代谢科临床的进步不仅极大提高瑞金医院内分泌代谢疾病诊治水平，也极大促进中国内分泌代谢学科整体水平的发展，保持与国际先进水平同步。

随着经济发展和人民生活方式的改变，糖尿病等代谢疾病在我国呈蔓延趋势。瑞金内分泌代谢科与中国疾病预防控制中心慢性疾病中心合作，进行最具代表性的全国调查，证实中国糖尿病患病率高达11.6%，团队在宁光院士、王卫庆教授和毕宇芳教授带领下，还通过大型队列创建生物样本库的研究模式，揭示中国糖尿病严峻形势及危险因素，建立了65万人、共600万余份标本组成的瑞金代谢疾病生物样本库，对20余种糖尿病危险因素进行细致研究，提出糖尿病及其大血管病变的临床防治新方案。他们证实了二甲双胍与磺脲类降糖药物相比，其引发的心血管事件降低近一半；他们发现了自体干细胞移植是治疗1型糖尿病的有效方法；他们临床证实了黄连素降糖、降体重的疗效。瑞金内分泌代谢科还提出周激素疗法新方案，使甲亢突眼患者有了新希望；发明紫纹表新方法，开启临床表现数字化新时代；发明下丘脑激素脉冲泵，解决内分泌不孕不育患者的难言之隐；全国范围建立代谢疾病管理中心，为规范化管理树新标杆。

每周一下午，是瑞金内分泌代谢病学科群共同会诊的时间，雷打不动、坚持至今。每到此时，不论是院士或教授，还是住院或实习医师，都会聚集在瑞金内分泌会议室进行学科群讨论。来自神经外科、泌尿外科、病理科、放射医学科等各科专家也会聚于此，共同研究疑难杂症的对策，为患者打造个体化的治疗方案。这也是瑞金内分泌代谢科成了国内“疑难杂症终极汇聚地”的原因。他们还将会诊的病例汇集成册，以《瑞金内分泌疑难病例选》的形式出版，并在《中华内分泌代谢杂志》上系列发表，深受读者欢迎。

如今的瑞金内分泌代谢科已是根深叶茂，硕果累累。“做学术，不要只做人家做过的事情”，这不仅是邝安堃教授教导学生们常说的话，更是代代瑞金内分泌人的共同宣言。“创新求是，博采众长，海纳百川”，依旧传承于瑞金内分泌代谢科，并成为其永存的精神。

二、组织人文建设

瑞金内分泌代谢科从建立之初就十分重视团队的人文建设，尤其是能够从工作中的点点滴滴发现团队的闪光点，以此作为团队人文建设的抓手，取得了十分显著的成效。以“瑞金内分泌的年轻人”系列文章为例，部分内容摘抄如下：

我不时地被瑞金内分泌的年轻人所鼓舞着、感动着，他们那种真诚地热爱自己所从事的专业的精神，是我最感激他们的。也正是由于这份执着和努力，瑞金内分泌的年轻人最近一月又有新的收获。

首先是以内分泌三剑客而闻名的洪洁、顾卫琼和张翼飞。15年来，她们三人共同组成瑞金内分泌的肥胖及糖尿病临床小组：一起完成证明二甲双胍降低糖尿病心血管事件的SPREAD研究；一起建立青少年肥胖的GOCY队列，建立肥胖患者夏令营；一起证实黄连素降低血脂和血糖的临床作用；一起进行自体非亲髓干细胞治疗1型糖尿病。正是她们一起从事的事业让三位温文尔雅的知性女性组成这个风风火火的组合——瑞金内分泌三剑客！

瑞金内分泌还有一位年轻教授当选中华医学会内分泌分会青年委员会的副主委，那就是叶蕾！谦虚温雅又成就卓然，在全国青年内分泌人中有很高声誉，这也是她第二次连任该职。叶蕾不凡，祝贺祝贺。也是在全国内分泌年会上，有一青年学者英文演讲比赛，是全国内分泌的后起之秀比武论剑之地，不仅比英文能力，更重要的是比临床技能和科研素养，竞争激烈。此番论剑，瑞金内分泌的张翠一路过关斩将，最后获得一等奖殊荣！她为瑞金内分泌争光，也进一步体现瑞金内分泌后继有人。获奖已经成为瑞金内分泌年轻人的常态。

团队的发展离不开一位优秀的掌门人，王卫庆教授获得中华医学会内分泌分会的“许曼音内分泌研究奖”，许老师一生致力于中国内分泌事业发展，是瑞金内分泌的创建者之一，培养了一批中国内分泌的优秀人才，为了感念许老师的培育之恩，我和其他许老师的学生捐出获得的奖金在广慈转化医学基金会建立“许曼音内分泌研究奖”，奖励当年中国内分泌研究的卓越者，王卫庆获奖实至名归，因为她就是许曼音的学生和曾经的传帮带徒弟。这也是瑞金内分泌最优秀的传统和精神：老师不遗余力地培养学生，学生尊敬老师，一代又一代人传承着一个共同的理念：广慈博爱，传承创新。

刘瑞欣和王计秋是伉俪，又是研究最紧密的合作者，而王计秋也是优青获得者！他们共同建立青少年肥胖队列、共同建立研究平台，王计秋的主要研究方向是棕色脂肪在肥胖发生中的机制，代表作发表在*Nature Cell Biol*。优青伉俪，可能在国内也不多吧！

最早获得优青，也是首批优青的毕宇芳，常常被大家称为毕师姐，是我们瑞金内分泌大姐级的人物，担任上海内分泌代谢研究所副所长和瑞金内分泌党支部书记。毕宇芳负责建立了瑞金内分泌研究队列和45万人的代谢疾病样本库，这或许是中国最大的代谢疾病样本库，也成为我们很多研究坚实的基础。研究需要团队，团队需要更多的年轻人，同样出自毕宇芳团队的徐瑜也是优青获得者！徐瑜以2010年全国糖尿病调查的第一作者而成名，她又去了美国杜兰大学学习，因此如虎添翼，必能宏图大展！

人才梯队对一个瑞金内分泌的发展很重要，一代又一代人的不舍努力，传承着一种精神文化和对医学及科学的不懈追求。其中年轻人是最重要的，尤其是有追求、有理想、有想法的年轻人更为重要。顾燕云就是这样一位年轻人。

顾燕云是上海交通大学医学院的七年制英文班的学生。轮转结束，她一边到上海市内分泌代谢病研究所完成她的课题研究，一边留在研究所从事基础研究，她去美国做博士后，主要是进行胰岛β细胞功能研究，她很努力，两年左右时间，在*Diabetes*上发表论文。我们想建胰岛研究平台，希望她回来。她回来了，而且与已经回来的汪启迪和已在国内的王晓，建立了国内最完善的胰岛功能研究平台，她负责建立的胰岛Mass技术至今仍是国内唯一。

顾燕云以她特有的热情，在王卫庆教授指导下与刘瑞欣合作开展肠道菌群研究，他们的研究取得突破性进展，不仅破解了阿卡波糖众多降糖外代谢获益的机制之谜，同时也为设计靶向胆汁酸信号的新型降糖药物提供了新的思路。同时更有意义的是发现不同的肠道菌群组合即肠型是决定药物降糖疗效的重要因素，这是一个新的发现，也是一个新的领域，对将来降糖疗效的判定有重要意义。这篇文章发表于*Nat Commun*。

常被问及瑞金内分泌长盛不衰的原因，我想其中一个因素就是，我们的同事自愿选择内分泌作为自身心爱的事业，苏颋为就是其中一个杰出代表。

苏颋为加入瑞金内分泌后就在王卫庆教授指导下从事肾上腺疾病的临床诊治，并且成为肾上腺小组的主要成员。他开设的肾上腺专科门诊，是我们专业门诊量最大的。每次门诊来自全国的患者将门诊围得里三层外三层；他参与诊治很多肾上腺的疑难杂症，如心脏嗜铬细胞瘤；他建立嗜铬细胞瘤诊治队列，并且发现ERBB2和SDHB是恶性嗜铬细胞瘤的预测指标；他与他的师兄弟姐妹们在王教授带领下，在原醛症和库欣的诊治上也取得很大成绩。

刘建民代表着瑞金内分泌那批包括我在内正在走向退休的人的共同特质：怀着年轻人的心志，又有一定经验，为瑞金内分泌，活得像一个年轻人那样有朝气。刘建民从博士起就专攻骨质疏松，是国内最早开始骨质疏松症的遗传机制研究的，为此还到美国哥伦比亚大学学习。刘建民逐渐将研究方向移到糖代谢与骨代谢的关系上，他提出“糖－骨”观念，对高糖以及降糖药对骨代谢的影响建树颇丰而且独树一帜。刘建民的临床主要集中在甲状旁腺功能亢进症（甲旁亢）的诊治，他总结的中国甲旁亢10年变迁，对提高我们对这种病的认识和技术上的不断进步有极大参考作用。

团队另外一个特质是持之以恒。瑞金内分泌的多发性内分泌腺瘤病就是一个传承和坚持的案例。张翼飞最早开启我们这个领域的工作；周瑜琳收集近30个家系，奠定基础；再后来姜晓华在赵咏桔指导下，建立Menin蛋白的免疫组化和进一步的微切割阐述MEN1肿瘤的异质性，发表于*Endocrine Related Cancer*，将我们对此病的理解引向深入；曹亚南、姜秀丽和刘瑞欣接过接力棒，发现了Menin缺失致病的机制，提出MEN1新的发病机制，而且将Menin的功能扩展到肝脏，一系列的文章发表在*Nat Commun*等期刊上，我们也成为国际上此领域最重要的小组；现在，叶蕾又在这个基础上完善临床流程，让我们的研究结果应用于临床，早期诊治率明显提高，而死亡率下降一半。MEN这个罕见病在瑞金内分泌已是一个常见病，因为全国各地的患者慕名而来。而更令人欣慰的是MEN这个高复发和致死率的疾病在瑞金内分泌正逐渐成为一个可治愈的疾病。这也正是周瑜琳等瑞金内分泌年轻人所创造的，虽有艰辛，但服务于我们的患者并有成效，那种喜悦是多么酣畅爽快！这也是我们瑞金内分泌所有人砥砺前行的原因吧！

同时，领导团队也不断将自己对团队管理的反思写成文字，与团队进行交流和深入沟通，在反思中提出新的发展方向和要求，引导团队在管理思路和目标上看齐。以下是瑞金内分泌领导团队所著的《管理是一门学问》中部分文字的摘抄：

管理的首要任务是什么？凝聚共识。共同的目标和为共同目标而奋斗的精神。因此就要：知人善任，人尽其用，人尽其能，各扬其长，各得其所，风清气正，心情舒畅，同心聚力，人心凝聚，砥砺前行。担当而不自负是成功管理者的必要素质。因为管理者的担当，整个团队就会有斗志，一个畏缩的管理者是不可能带出富有激情和战斗力的团队。不自负就不会自以为是，不会故步自封，不会想当然，不自负就一定会自醒，自醒者会意识到自身不足甚或缺点而改正。自醒者更自信，自信不是自负，自信者敢于面对更敢于改正，善于倾听但不盲信，自负者反之。自负者的悲哀是众人皆醒他独昏，如同皇帝新衣，浑然不知，贻笑大方。

若要高度共识，务必确立战略目标。战略目标制定特别考验管理者的水平，管理者的直觉、经验、胆识和学问是决定战略目标制定的关键，辅佐者或智囊的知识和案例储备及战略分析能力也非常重要，但管理者的胸怀、耐心和倾听能力更重要。战略清晰、目标明确是组织行动正确、快速和胜利的基础。战略目标或顶层设计是前瞻全面的保障。在确定战略目标后，还要注意目标的分解，按功能分解，并清晰分责到人或单元，避免责任交叉重合；按时间分解，确定短期、中期、长期目标，甚至月份目标、年度目标和五年规划。清晰的时间表非常重要，白驹过隙，稍纵即逝，时不待我，把握机会，都是强调按时完成的重要。

战略目标的清晰化后就要制定切实可行的规划即实现目标的路径。实现目标的路径就是技术路线，必须切实可行，必须有考核，必须可矫正，必须找到合适的工具和恰当的人，而人是关键，踏破铁鞋无觅处，但还是要找！如果不认为恰当的人是关键一定会吃亏。恰当的人会根据具体环境确定恰当路线以达到目标。

培育适合的环境生态是实现战略目标的保障。这也是管理者要关注的，创造适宜的环境，培育适宜的生态，是管理者的职责所在。我们既要有“没有条件创造条件也要上”的铁人精神，也要有铺路架桥未雨绸缪的前瞻意识，适宜的生态和环境不仅可以保障战略目标的实现，而且可以节省时间、节省成本，从而抢得先机。搭建环境、建造生态是需要成本的，因此人力成本、时间成本和财务成本务必清楚，如何计算、如何筹措、如何使用，这是管理的学问，也是考验管理者智慧所在。既要精打细算又要敢下血本，不仅要拼一个“勇”字，也要比一个“巧”字。

有了战略，有了路径，又有了环境和条件，但为何做事还是不顺？这是组织协调和沟通的问题。有效组织甚或组织重构，主要是建立战略和规划，适应环境和生态的组织架构。而在一个组织中目标明确协调一致需要的是沟通，这是管理者能力要素中的重要组成。先确立组织架构，后在相应岗位安排适当的人是决定有效沟通和协调的关键。但反之，必然会出现人浮于事，人苦于事，甚或扯皮。需记住：因岗选人，事半功倍；因人设岗，事倍功半。

管理者必须意识到，监督督促非常重要，对标是要有标杆，恰当的标杆会使我们有具象的目标，比学赶超的目标。对表就是要有时间表，不能慢吞吞，不能磨洋工，不能不作为，要只争朝夕，要事不过夜，要按时完成。要有考核指标，指标越具体越能有效执行，对标对表后反馈调整，提高效率，减少无用功。

这些文章既包含了领导团队对组织发展的反思，也包含了对未来发展的期望和要求，成为组织人文建设不可或缺的一环。

此外，领导团队还通过各种灵活的形式和时机开展组织人文建设，例如，在“字的感悟”系列文章之《医生》中将医生的道德进行了要求：

当静静地凝望由“医”和“生”组成的医生这个词时，更会感悟到为医者的境界，“医”乃三面围墙中央置一箭，只能射向一个方向，那就是“生命”！医者仁心，治病救人，普济众生，但稍有闪失，则遗憾终身。因此医生必须要求自己不能有任何疏忽、差错，因为医生所面对的是生命！这就是医生的责任：健康相系、生命相托、重若千钧。在《字的感悟》系列文章之《才》中提到了德才兼备才是真正的才：有才之人最让人担心的是什么？“豺”！若人面兽心，还是无才为好。随着知识的增加，才干的增长，修养至关重要，仁心仁术于医者不是简单的4个字，而是一生的追求，既要锤炼精湛医术，又要修养慈爱之心。这也是对人才的要求。

这些文字成为瑞金内分泌人的必读文章，大家不仅为能够被写入这些文章而自豪，也在做人、做事中始终践行科训。

更多关于“瑞金内分泌的年轻人”“字的感悟”和“宁光院士话管理”系列，请扫描二维码关注瑞金内分泌代谢科微信公众号后阅读（见图1–10）。

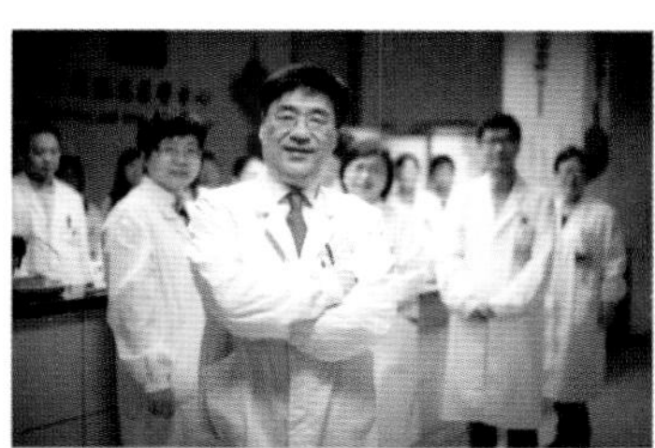

图1–10　瑞金内分泌代谢科微信公众号

三、党建——“祛除病家疾苦，用心呵护您的健康”

从某种意义上讲，正是因为人类有共同目标的存在，才有了社会和各种组织，这个世界才有了意义和温度。作为组织文化建设不可或缺的一环，党建的核心意义是确立面向整个组织的共同目标，通过建立共同的目标，组织内部围绕共同目标深度协作，形成合力，进而推动组织朝着共同目标不断前进。

加强公立医院党的建设，是坚持以人民为中心、确保公立医院公益性的根本保证。公立医院承担提供基本医疗服务、医学人才培养和医学科学研究等重要的社会功能与社会责任，是我国医疗卫生服务体系的主体，是守护人民群众生命健康的主阵地，也是党联系人民、服务群众的重要“窗口”。健康要上去，人民的获得感、幸福感、安全感要提升，都离不开公立医院。要在错综复杂的改革形势下辨明方向，破除利益藩篱，守住公立医院公益性的底线，必须通过党的坚强领导来实现。坚持公立医院姓“公”,党组织姓“党”,充分发挥党组织把方向、管大局、做决策、促改革、保落实的“总开关”作用。

加强公立医院党的建设，是全面实施健康中国战略、推动卫生健康事业科学发展的内在需要。党的十八届五中全会提出“推进健康中国建设”，2016年10月中共中央、国务院印发《“健康中国2030”规划纲要》，2019年6月国务院印发《国务院关于实施健康中国行动的意见》。要推动卫生健康事业的科学发展，就需要着力完善公立医院管理体制和运行机制，促进社会办医健康发展，推动各级各类医院管理规范化、精细化、科学化，建立权责清晰、管理科学、治理完善、运行高效、监督有力的现代医院管理制度，加强公立医院党的领导和党的建设。

（一）组织机构

瑞金内分泌党支部目前有党员51人，平均年龄40岁，最小23岁，最大60岁；正高级职称16人，副高级职称10人，中级职称20人；临床岗位24人，科研岗位27人。拥有省部级以上人才计划荣誉的党员25人（占党员总人数的40%），拥有国家级人才计划荣誉的党员7人（占党员总人数的13%）。

（二）重点举措

1. 强化党员理论学习，建立良好的支部政治氛围与学习氛围

支部在强化理论学习与突出学习重点的同时，创建讲政治建设、重意识形态的工作氛围，全体党员共同深入学习习近平新时代中国特色社会主义思想和党史、新中国史、改革开放史、社会主义发展史，学习过程中注重切实学懂、弄通、做实。通过集体学习、微信、报刊等途径，充分形成了深入学习、认真实践的良好政治氛围与学习氛围。

例如，2020年8月党支部举行“学习四史，重温院史，在医疗工作中发挥党支部战斗堡垒作用”主题党日活动。上海市副市长宗明作为党员领导干部和普通党员的双重身份参加了内分泌党支部和市政府办公厅区政处党支部的支部共建活动。上海市卫生健康委主任邬惊雷、瑞金医院党委书记瞿介明、瑞金医院院长宁光陪同出席。两个支部的党员代表参观了瑞金医院院史陈列馆，对瑞金医院的人文历史有了进一步的了解，对“广慈博爱、追求卓越”的瑞金精神也有了更深的感触。在参观院史六馆时，宗市长高度赞扬了瑞金医务人员在重大公共卫生任务以及突发事件救治中所体现的瑞金人的重要担当和无畏精神。座谈交流过程中，内分泌学科带头人王卫庆教授介绍了瑞金内分泌团队经过20年努力的传承创新与斐然成绩，党支部书记毕宇芳、年轻党员医生钟旭、党员护士陈瑶分别发言分享了各自的经历并交流了体会。宗市长总结讲话，她寄语希望瑞金医院党委下一步应努力增强基层党组织的组织力、凝聚力和创造力，在推动基层党建工作方面创造经验、发挥特色，确保贯彻落实加强公立医院党的建设工作走在前列并发挥示范引领作用。

2. 抓好支部党建工作，积极推进民主氛围，切实参与学科发展

支部认真做好基层党建工作，党建工作与医疗服务、学科建设和人才培养等紧密结合并互相促进，发挥党组织与党员在推动学科建设中的引领

作用；定期召开主题支部生活会，通过组织报告、集体讨论等各种形式，积极推进组织建设与作风建设，创建良好的民主氛围。

党支部始终坚持继承老一辈党员专家与党员教授的优秀品质和敬业精神，始终坚持理论学习与实践活动的密切结合，促进学科全体党员无私奉献的医德素质培养。重视党支部的班子建设，支部成员每周参与学科的科所联合工作会议，相互间及时沟通、联系、支持，配合搞好支部工作；同时增强党支部凝聚力，提升支部党员整体素质，并以此带动学科整体精神面貌的进一步提升。

全体党员以身作则，主动工作在临床医疗、科研与教学第一线。积极推荐并帮助青年党员的不断进步，45岁以下青年包括临床医生或科研人员在研国家级课题资助率超过60%，为内分泌学科成为国家代谢性疾病临床医学研究中心及中国医院专科声誉排行榜（内分泌）连续11年排名第一、获评中国质量奖提名奖和全国专业技术人才先进集体做出积极贡献。

本章小结

在现代组织中，文化越来越被组织看作是核心竞争力的重要组成部分。在某种程度上，可以说三流组织靠经验，二流组织靠管理，一流组织靠文化。瑞金内分泌团队的文化建设在组织上凸显了领导重视，成为组织的核心工作之一。在目标上聚焦组织战略需求，在形式上灵活多样，在结果上成绩斐然。

组织文化建设是一项长期、持续和核心的工作，在未来的发展中，瑞金内分泌的组织文化建设将更加强调与时俱进，贴合战略，强调文化建设与制度建设相配合的策略，将组织文化渗透到每一位员工的思想中，使其成为员工主动接受和认可的理念，成为驱动组织和业务持续发展的内在驱动力。

02

CHAPTER

第二章

战略与绩效引导瑞金内分泌代谢科的质量持续发展

战略是组织这艘大船前进的灯塔，
指引组织发展的方向。绩效是大船
远航的动力，驱动组织持续前行。

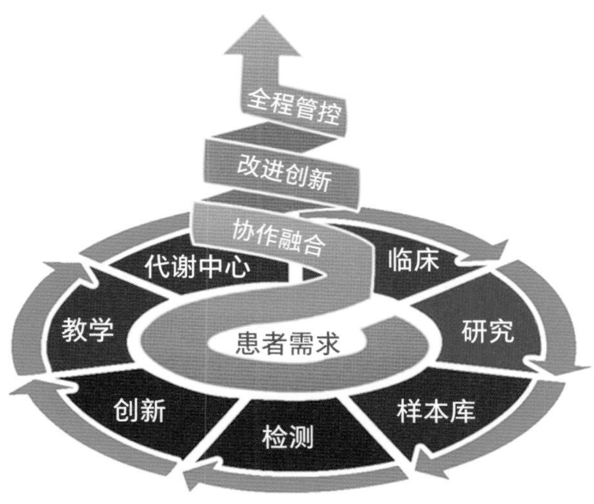

质量战略是组织全局性、长期性、根本性的质量目标，是在对组织自身质量竞争条件（如所处的世界市场竞争环境及今后的发展趋势）的正确预测的基础上制定的。也就是说，战略的本质是做选择，即基于自身资源和能力，面向客户需求，制定系统性的行动策略，在文化、制度、技术、管理的协同支持下，医院通过整合知识和技能而获得的比竞争对手更好、更快地满足市场需求、赢得持久竞争优势的一种能力。

公立医院的质量战略必须具备公益性、全局性、长远性、关键性、系统性和根据社会需求权变的特点。瑞金内分泌代谢科领导团队很好地把握了公立医院质量战略的需求和特点，在质量战略中充分体现了医疗内外部环境的变化、传承与发展、公益性等核心要求。瑞金内分泌代谢科的质量战略紧紧围绕国家对公立医院的核心要求展开，其质量战略核心考虑的因素包括：

- 医疗环境的变化。作为公立医院，必须从我国居民整体医疗需求出发，站在为全民服务的高度来解读居民医疗需求，及时调整质量发展方向和目标。
- 学科自身发展。扬长避短，更好地发挥学科优势，提高医疗质量。如何提高医疗资源的效力最大化、如何培养领域人才、如何借助其他领域技术（如AI技术等）发展成果来延展科室医疗服务的范围和深度，这些都是瑞金内分泌人时刻思考的问题。

第一节
瑞金内分泌代谢科的质量战略

一、战略分析

（一）医疗外环境变化

近20年来，我国人群疾病谱发生明显变化，预期寿命延长，老龄化进程加快以及不健康生活方式导致肥胖症、代谢综合征、糖尿病、高血压、动脉粥样硬化及高尿酸血症等疾病高发。在“健康中国2030”战略背景下，内分泌代谢专业诊治重点从较少人群发生的内分泌肿瘤转向较大规模人群发生的慢性非传染性代谢性疾病的管理。后者因治疗周期延长，导致医疗投入人力物力增多，医疗成本增加。

与此同时，新医改推进10多年来，医疗领域催生的“多元办医、多点执业、多级分化”等新生事物对医疗行为模式提出新挑战。医保政策的大力推进，以包括分级诊疗制度、现代医院管理制度、全民医保制度、药品供应保障制度和综合监管制度在内的医保制度的运行促使瑞金内分泌代谢科在质量管理中需要更多关注医疗的合理供给。如何确保实际医疗费用能够让参保人员在就医看病的经济承受能力范围内，怎样全面规避过度医疗、过度用药、过度检查等道德风险问题，是医疗发展中亟须解决的问题。

（二）医疗内环境的变化

医疗服务的特色是“以人为本”。作为医疗服务的主体对象，患者人群的诉求、自身素养和健康理念随着时代的变迁在改变。如何满足患者的临床需求以及如何应对日益增长的患者人数，已逐步成为瑞金内分泌代谢科医疗服务中的难点和痛点。而且，随着国内内分泌领域总体临床诊治能力的提高，前来瑞金内分泌代谢科就诊的患者病种呈现出越来越多、越来越难的趋势。疑难、罕见、危重病种的增多对医疗技术质量和服务质量管理提出新要求。

与此同时，物联网、大数据技术、5G技术、人工智能技术、自动化物流等新技术出现，在极大程度上开始改变医疗诊疗模式，促使医疗管理向“数字化、电子化和信息化”发展，智慧医院、智慧科室建设势在必行。

（三）学科自身发展需求

纵观学科发展史，瑞金内分泌代谢科作为中国内分泌代谢病的发源地，以及中国内分泌代谢病的人才培养和临床研究基地，在学科建设的创始之初即确立了“打造亚洲一流的临床医学研究中心”的学科发展战略目标。2003年10月学科首届质量战略研讨会召开，提出了“解决临床重大科学问题、祛除患者疾苦、用心呵护健康”的质量战略方针。15年后，学科成为“国家代谢性疾病临床研究中心”，进一步将战略目标提升到“打造国际一流的临床医学研究中心”。学科自身发展的需求加上医院对优势学科的期望值在不断升高，促使学科去不断地完善医疗组织质量管理制度，在需求牵引中寻找满足方法，在解决问题过程中实施全程质量管理，不断改革、创新、前进。

二、质量战略目标和规划

瑞金内分泌代谢科在创始之初就把建立质量战略目标作为核心管理工作，学科带头人确立了发展方向，科主任和各个课题组长分工负责。在70多年的变革发展中，尤其是在新医改推进10多年来，面对多元办医的模式创新、“云大物移智”的新技术应用、分级诊疗的持续推进等医疗领域的新格局和新形势以及内分泌代谢亚专科领域的不断拓展，疾病的疑难杂症增多，患者需求变化和增长等难点、痛点和新要求，在传承、深化、拓展质量管理精神的实践中，聚焦新机遇、新挑战，确立了“需求牵引、体系支撑、质量至上、患者满意”的战略目标，以患者需求和临床问题为导向，构筑“临床、研究、样本库、检测、创新、教学、代谢中心”七大体系，通过协作融合，全程管控，改进创新，不断解决患者新需求和临床新问题，使质量管理呈螺旋式提升，持续提升患者满意度。

（一）需求牵引

医疗服务的质量管理模式特色在于医疗服务价值的创造过程和支持过程。瑞金内分泌代谢科在组织管理过程中，始终以患者为中心，以患者需求来驱动医疗服务体系和管理体系的创建和完善，借助“目标导向、体系创建、协作融合、改进创新、全程管控”的管理途径，对医疗服务的全过程进行全要素、全时段、全覆盖的质量管控，满足患者、相关方、社会等多层面、多类型的医疗服务需求，实现患者需求到患者满意的质量提升。

（二）体系支撑

瑞金内分泌代谢科在发展历程中构筑了内分泌全程质量管理七大体系：临床、研究、样本库、检测、创新、教学、代谢中心。建立代谢性疾病临床诊疗规范与质量控制体系，推进内分泌代谢病的临床诊疗标准化；研发疾病诊断和治疗新技术、新方法和新方案是解决疑难、危重、罕见疾病的必经之路；为保证临床和基础研究的重要数据和材料来源的质量，建立包括血样、尿样和组织标本的标准化操作管理流程；遵循国际先进的医学实验室质量认可标准创建由11项关键要素组成的检测管理体系；为解决代谢性疾病发生、发展中的重要因素，创建了以精细定量、整合生理和行为的人类生存模拟代谢舱技术为核心的创新管理体系；为更好地发挥学术引领作用，在加强自身人才队伍建设的同时，更注重面向全国同行的培训和教育工作，由此创建了教学管理体系；全力打造可推广的内分泌代谢病管理全新模式，在全国范围内建设国家标准化代谢性疾病管理中心（MMC），创建可供推广的质量管理模式。

（三）质量至上

以MMC特色服务为例，由于各MMC均形成了标准化和同质化的诊疗模式，因此糖尿病患者在全国1000余家MMC的诊疗能实现互通、互联、互认和互转。换言之，患者一旦在全国任一MMC注册就诊，其动态信息均可在全国其他MMC互认、互补，并关联调阅，既方便了患者，也方便了医生的标准化诊疗，使原本医院间的信息孤岛得到有效连接，由此也形成了有效闭环管理。

（四）患者满意

建立“医、护、技、工”互助的全程管控方案，围绕“患者”，设置“医（生）、护（士）、技（术人员）、工（勤人员）”四重屏障，通过“预防、预警，上报、跟踪、反馈、改进”途径，对风险实施全程管控，近5年无重大医疗事故或瞒报、漏报重大医疗过失事件的行为，以及近5年无大规模患者投诉举报情况。

医疗质量关乎着每一位患者的安全，也是医院永恒的主题。产品有质量，服务也有质量，医疗更应该有质量。医疗服务在高质量的引领下，为打造具有全球影响力的亚洲示范性医院夯实基础，并将未来的路走得更远更好。

基于以上，瑞金内分泌代谢科持续开展质量战略目标和规划（见图2–1）。

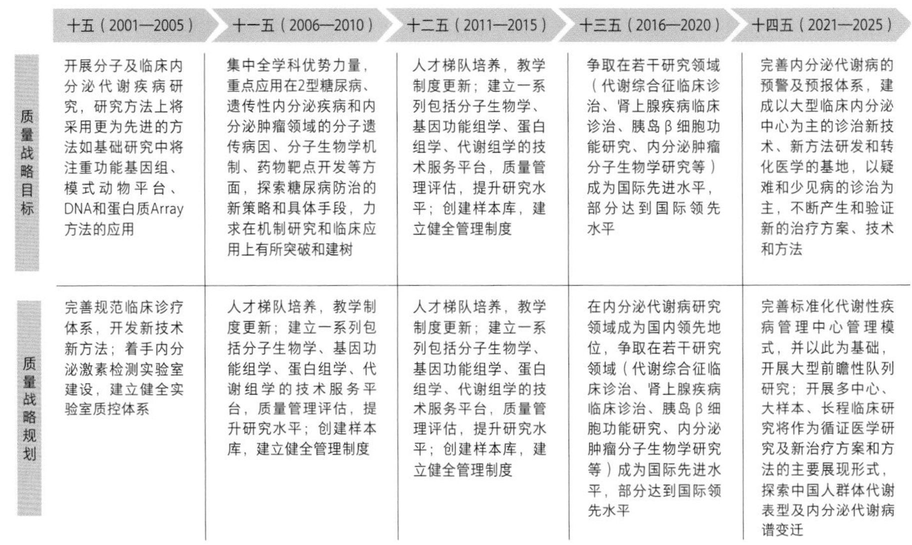

	十五（2001—2005）	十一五（2006—2010）	十二五（2011—2015）	十三五（2016—2020）	十四五（2021—2025）
质量战略目标	开展分子及临床内分泌代谢疾病研究，研究方法上将采用更为先进的方法如基础研究中将注重功能基因组、模式动物平台、DNA和蛋白质Array方法的应用	集中全学科优势力量，重点应用在2型糖尿病、遗传性内分泌疾病和内分泌肿瘤领域的分子遗传病因、分子生物学机制、药物靶点开发等方面，探索糖尿病防治的新策略和具体手段，力求在机制研究和临床应用上有所突破和建树	人才梯队培养，教学制度更新；建立一系列包括分子生物学、基因功能组学、蛋白组学、代谢组学的技术服务平台，质量管理评估，提升研究水平；创建样本库，建立健全管理制度	争取在若干研究领域（代谢综合征临床诊治、肾上腺疾病临床诊治、胰岛β细胞功能研究、内分泌肿瘤分子生物学研究等）成为国际先进水平，部分达到国际领先水平	完善内分泌代谢病的预警及预报体系，建成以大型临床内分泌中心为主的诊治新技术、新方法研发和转化医学的基地，以疑难和少见病的诊治为主，不断产生和验证新的治疗方案、技术和方法
质量战略规划	完善规范临床诊疗体系，开发新技术新方法；着手内分泌激素检测实验室建设，建立健全实验室质控体系	人才梯队培养，教学制度更新；建立一系列包括分子生物学、基因功能组学、蛋白组学、代谢组学的技术服务平台，质量管理评估，提升研究水平；创建样本库，建立健全管理制度	人才梯队培养，教学制度更新；建立一系列包括分子生物学、基因功能组学、蛋白组学、代谢组学的技术服务平台，质量管理评估，提升研究水平；创建样本库，建立健全管理制度	在内分泌代谢病研究领域成为国内领先地位，争取在若干研究领域（代谢综合征临床诊治、肾上腺疾病临床诊治、胰岛β细胞功能研究、内分泌肿瘤分子生物学研究等）成为国际先进水平，部分达到国际领先水平	完善标准化代谢性疾病管理中心管理模式，并以此为基础，开展大型前瞻性队列研究；开展多中心、大样本、长程临床研究将作为循证医学研究及新治疗方案和方法的主要展现形式，探索中国人群体代谢表型及内分泌代谢病谱变迁

图2-1　质量战略目标和规划

三、质量战略落地策略

瑞金内分泌团队秉承“广博慈爱，追求卓越”的质量精神，围绕质量战略目标和规划，从组织、机制、制度高度系统规划，以绩效、标准化、培训、人才、工具为抓手，扎实执行，成效显著。

（一）领导挂帅，设立专门的质量管理组织

领导在质量方针制定、职责分解与资源分配中起着极其关键的作用，是一个组织质量管理取得成效的基础。内分泌科室建立之初，就把质量作为核心工作之一，领导挂帅领导科室质量工作成为科室的历史传统。进入21世纪后，以宁光院士为核心的领导班子接过了科室质量管理的大旗，负责领导科室质量小组：

（1）组长：宁光（中国工程院院士，上海交通大学医学院附属瑞金医院院长）；

（2）副组长：王卫庆（中华医学会内分泌学分会候任主任委员，科主任）；

（3）组员：毕宇芳（上海交通大学医学院附属瑞金医院党委副书记、副院长）、刘建民（科副主任、《中华内分泌代谢杂志》编辑部主任）、洪洁（科副主任）、张翼飞（MMC瑞金分中心主任）、周文中（临床内分泌实验室主任）、周莹霞（科护士长）。

（二）面向长效化，编制科室质量管理制度

通过质量管理制度建设，质量管理工作成为科室质量管理工作系统化、长效化的工作内容。瑞金内分泌代谢科通过构建质量管理网络、加强质量管理队伍培训等建设，整体提升质量管理，建设了以点带面的院科两级三层医疗质控管理体系。

三层质控管理网络构建完成并有效运行。质控管理网络由上、中、下三层构建而成，第一层由高年资主治及以上职称医师组成，覆盖全部临床科室；第二层由副高级以上医师组成，充实职能部门的管理；第三层由科级质控管理架构开展工作，对医疗流程、督导标准等提出持续优化的意见和建议。

院科两级PDCA（Plan-Do-Check-Action）循环医疗环节管理有效有序逐步开展。以医院质量监控系统（HQMS）大类指标体系为蓝本，构建医疗质量数据分析平台，反映最真实的医院医疗工作运行情况及质量，为院领导的医疗决策提供数据支持。

搭建质量培训“三纵三横”瑞金内分泌模式。“上传下达”的沟通反馈机制和质控大数据积累与分析的医疗质控督查平台，为整体化、系统化、高效率地推进医疗质控管理工作提供了技术支持与保障。

目前瑞金内分泌代谢科已经建立了涵盖全过程的规章制度体系，保障组织质量管理要求落地。

（1）临床医疗质量安全核心制度：首诊负责制度、三级查房制度、会诊制度、分级护理制度、值班和交接班制度、疑难病例讨论制度、急危重患者抢救制度、术前讨论制度、死亡病例讨论制度、查对制度、手术安全核查制度、手术分级管理制度、新技术和新项目准入制度、危急值报告制度、病历管理制度、抗菌药物分级管理制度、临床用血审核制度、信息安全管理制度。

（2）国家代谢性疾病临床医学研究中心（上海）管理制度：人事管理规章制度、会计管理及监督制度、采购及验收制度、安全及消防治安制度、印章使用管理制度、实验室工作条例、危险品和同位素管理制度、仪器设备管理制度、学风道德建设规范。

（3）药物临床试验管理制度：①药物临床试验运行管理制度（包括专业负责人职责、项目负责人职责、资料管理人员职责、药物管理人员职责、培训员职责、其他管理制度；②药物临床试验用药物管理制度；③设备管理制度；④人员培训制度；⑤文件管理制度；⑥数据管理制度；⑦实验室检测质量控制制度；⑧档案借用管理制度；⑨项目归档管理制度；⑩受试者病例数确定的规范。

（4）护理规章制度：①患者服务制度；②护理安全管理制度；③护理人员管理制度；④护理行政管理制度；⑤临床护理管理制度；⑥职业防护管理制度。

（5）内分泌专科制度：包括内分泌护理工作标准、内分泌护理常规、内分泌常见护理操作流程、内分泌基础操作并发症及处理、内分泌健康教育手册和内分泌护理教育查房等。

（三）以公益性为核心，建立客观、公平的科室质量评价和考核机制

瑞金内分泌代谢科对员工正确、科学的评价和评分是质量管理的基础，“以人为本”开展质量管理是质量提升的必由之路。在聘用管理的基

础上，每年根据员工的人事管理相关规定，综合“德、能、勤、绩”对所有员工进行考核，在考核的基础上做出评价，并盖章存档，将其作为职称晋升、绩效工资发放的依据。

在客观评价的基础上，落实质量考核工作。根据德、能、勤、绩对内部员工开展综合评价。如：绩效考核；医护“三基”考核、医院感染培训与考核、医患沟通培训与考核；医生职称评定和护理能级评定以及人才、科研项目的阶段考核。

（四）质量激励机制

（1）坚持“按劳分配、优绩优酬”原则开展质量激励机制。绩效工资分配以个人年度工作量、工作业绩作为主要依据，适度向优秀人才、关键岗位、一线人员、有实质贡献的人员倾斜，通过设置合理的标准适当拉开分配差距，体现多劳多得、优绩优酬。

（2）坚持“公平、公开、公正”原则开展质量激励机制。绩效工资实施方案通过广泛征求意见、集体研究讨论、召开全体职工大会等程序，在充分发扬民主的基础上，不断修改完善方案内容，最终形成科学合理的实施方案；方案实施阶段要分步骤公开相关内容，对年终考核结果要进行公示，切实做到“公开、公平、公正”。

（3）坚持“科学合理”原则开展质量激励机制。绩效考核工资分配方案统筹兼顾各类人员之间的绩效工资分配关系，做到标准明确、操作简便、科学合理。

具体做法包括在奖励、科研、人才培养和晋升方面给予优先：对于病史质量优秀的个人和科室，予以奖励；对于完成绩效考核医疗重要指标的个人，予以一级分配奖励；鼓励参加瑞金医院优秀员工、十大青年等项目的评选评比；对于在科研、教学等方面有突出贡献的，予以职称破格晋升；对于在临床及科研水平有提升空间的，对接刘浩清基金、交医高峰高原“双百人”等人才项目。同时，通过院外专家打分和学科学术委员会评审，评选瑞金内分泌优秀毕业研究生和优秀毕业学位论文，鼓励研究生创新性工作。

（五）以全过程标准操作流程（SOP）体系为核心，建立标准化管理机制

瑞金内分泌代谢科以质量为基础、以患者为核心，构筑“临床、研究、样本库、检测、创新、教学、代谢中心”内分泌全程管理七大质量体系，创新构建全方位、全流程、全环节诊疗代谢病的管理新模式，通过对诊疗流程持续改进，消除安全隐患，防范医疗事故，杜绝医疗差错。

（六）以社会需求为核心，建立质量改进体系

（1）通过领先的DRGs评估系统和以医疗质量与安全为核心的绩效考评体系，促进临床医疗工作转型发展，以诊治疑难、危重疾病为目标，不断提升医疗内涵质量。

（2）通过疑难病例讨论和多学科协作诊疗模式，每周举行1次以上的多科室诊疗会议，创新性组建“内分泌代谢病学科群”，将泌尿外科、神经外科、放射科、病理科、内分泌外科、核医学科以及儿科、妇产科等许多学科的优势力量汇集在一起，展开对内分泌代谢病的联合攻关，领衔的团队在内分泌领域全面出击，以优势的专家团队合作解决内分泌代谢病临床诊治难题。

（七）以质量管理落地需求为驱动，推广质量管理工具落地

（1）疾病诊疗标准化：制定并实行《瑞金内分泌代谢性疾病临床标准化治疗规范》，治疗方案达到统一、标准化。

（2）品管圈：内分泌检验实验室推行品管圈建设，优化激素检测的标本采集、送检、报告等流程，形成对疾病的精准检验。

（3）PDCA：对于代谢病和内分泌肿瘤等临床及基础研究项目实行PDCA管理模式，发现研究中的问题并优化研究方案，实现科研项目精确实施。

（4）亚专科化管理：为方便内分泌疾病各类患者就医，提高随访质量，帮助患者更好地进行规范化治疗，开设了糖尿病、甲状腺疾病、垂体疾病、肾上腺疾病、代谢性骨病、肥胖症、性腺疾病等专病门诊，每个专科均有由至少1名主任医师、若干骨干医师组成亚专科团队，对患者进行全流程管理。

第二节 瑞金内分泌代谢科质量建设与发展历程

瑞金内分泌代谢科的质量管理历程从总体上分为4个阶段，即专科形成初期（1979—2001年）、塑型深造阶段（2002—2012年）、加速发展阶段（2013—2020年）、标杆引领阶段（2021年至今）。

一、专科形成初期（1979—2001年）——广慈内分泌起源

专科形成初期的特点：百花齐放，中西医结合；放免法激素检测，中国内分泌代谢学科人才“黄埔军校”初步建立。

1979年，对瑞金内分泌代谢科是永远值得纪念的一年。这一年，上海市内分泌研究所宣告成立，邝安堃教授为第一任所长；也是在这一年，瑞金内分泌代谢科主编的国内第一部有关内分泌的专著《临床内分泌学》出版；还是在这一年，在经过试点班之后，卫生部正式委托瑞金内分泌代谢

科举办全国内分泌进修学习班，至今，已有来自国内逾千位学员结业，成为中国内分泌学界最重要的人才培养基地；此后10年，瑞金内分泌代谢科秉承实验室研究临床结合、临床研究与动物实验结合、内分泌研究与系统性疾病结合、现代医学与祖国传统医学结合、多出成果与培养人才结合的原则，实现了瑞金内分泌代谢科新的腾飞。这10年堪称瑞金内分泌代谢科的黄金时期：自力更生建立的60余种激素、自身抗体测定方法通过培训班的形式向全国推广，促进了全国内分泌事业的发展；“201例原发性醛固酮增多症的诊断和治疗研究”等研究项目获得国家科技进步奖；建立的用于糖尿病诊疗的“馒头餐”试验，成为与标准的75g口服葡萄糖耐量试验并行的检查β细胞功能的方法，并沿用至今。这10年又是瑞金内分泌代谢科的收获时期：1981年成为首批内分泌和中西医结合内分泌代谢科的博士及硕士培养点；1984年，陈家伦教授被任命为上海市内分泌研究所所长，实现了瑞金内分泌代谢科的第一次新老交替，也为瑞金内分泌代谢科注入崭新的活力；1985年创办《中华内分泌代谢杂志》，时至今日，其已成为权威的中国内分泌代谢病学的专业期刊；1989年，瑞金内分泌代谢科成为国内首批国家教委重点学科，更加体现了学科在国内的领先地位。1996年，许曼音教授首先提出了糖尿病管理教育的理念，并一直致力于糖尿病治疗性教育体系的构建；在她的带领下，瑞金内分泌代谢科形成了一整套与糖尿病教育、院内管理相关的诊治流程。2000年起，瑞金内分泌代谢科开始探讨跨学科协作诊治模式。

二、塑型深造阶段（2002—2012年）——成立“上海市内分泌代谢病临床医学中心”

塑型深造阶段的特点：凝练方向，积聚力量，形成优势，PDCA方法贯穿在转化医学研究的学术指导思想中，提出瑞金特色“内分泌代谢病学科群”概念。

2002年，经过激烈竞争和评审，凭借深厚底蕴，瑞金内分泌成为“上海市内分泌代谢病临床医学中心”，德高望重的汪道涵先生也欣然为中心题字，临床医学中心的成立也促进了瑞金内分泌新一轮更高、更快的发展（见图2–2）。

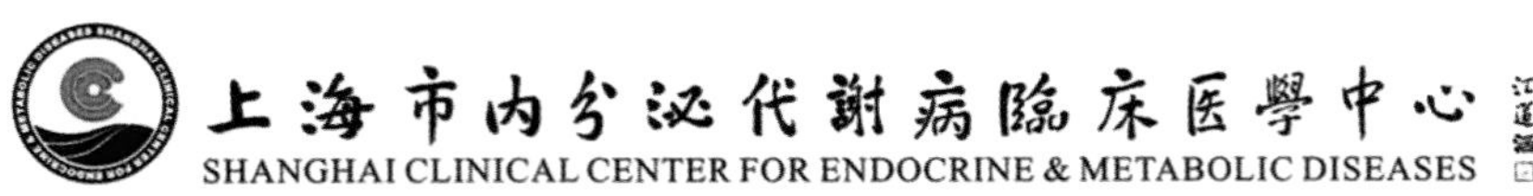

图2–2　汪道涵先生题写的上海内分泌代谢病临床医学中心

2003年10月上海市内分泌代谢病临床医学中心首届质量战略研讨会召开（见图2–3），确立了瑞金内分泌代谢科的质量战略和战略目标，确定了学科的标志。

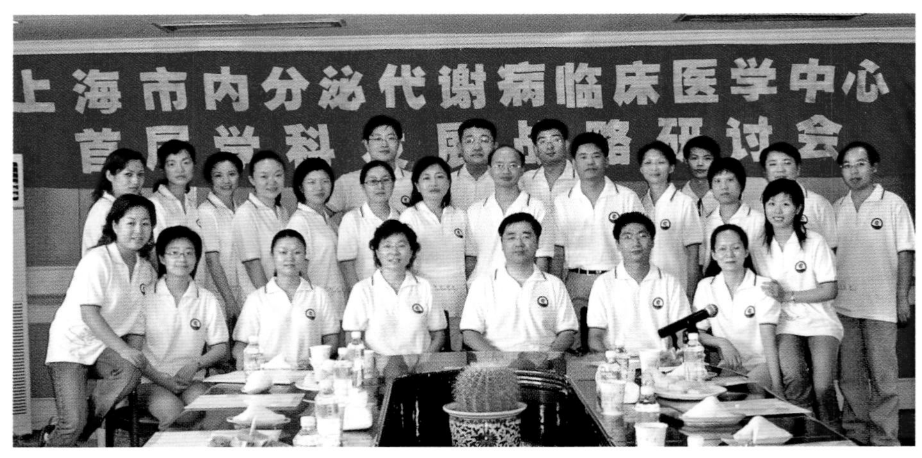

图2–3　上海市内分泌代谢病临床医学中心首届质量战略研讨会

上海市内分泌临床质控中心于2008年4月由上海市卫生局批准，挂靠上海交通大学医学院附属瑞金医院，其在专家委员会的指导下开展工作，负责上海市内分泌代谢病临床诊断和治疗、内分泌相关激素的临床检验两个部分的质控工作。在开展全市调研的基础上，上海市内分泌临床质控中心制定了通过专家委员会审批的相关规范和评分表，并以规范和评分表为标准，开展全市内分泌科的相关培训和质控督查，指导内分泌代谢学科开展工作。上海市内分泌临床质控中心是协同研究网络的重要组成部分，可组织各级网络研究单位开展大规模、多中心、高质量的临床诊疗规范研究；同时，在原卫生部的指导下，开展临床诊疗指南和临床路径的制定和修订工作。

为提升综合诊治能力，瑞金内分泌代谢科在2003年开展了内分泌代谢病学科群建设。从内分泌代谢病学科主干上逐渐形成了两大学科群，分别侧重垂体–肾上腺/甲状腺疾病和内分泌性肿瘤的临床诊治（见图2–4）。

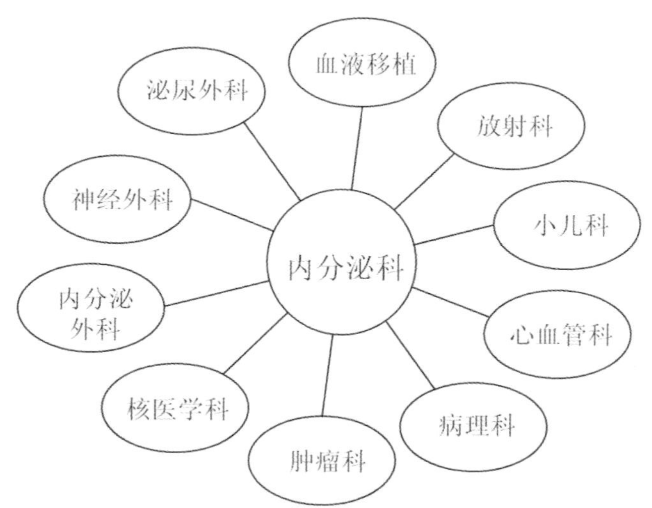

图2–4 瑞金特色的“内分泌代谢病学科群”架构

学科群内涵：学科群由相对固定的医师组成，制定共同遵守的诊疗规范。每周举行跨学科的大型病例讨论，提供资源共享、学科群内部学习和交流的平台。内、外科和临床辅检科室全程衔接，建立绿色诊治通道。

（一）设立学科群专项研究基金，组建联合科研项目

通过有效发挥多学科的交叉作用，疑难病症的诊治效率明显提高。学科群内部的交流，尤其在信息反馈、协同作战方面，其专业优势得以进一

步显现。瑞金内分泌代谢科在患者转诊或手术前后，与接诊科室的交流和病例讨论，不但有利于对患者转诊后的处理过程有所了解，有利于一些内分泌慢性疾病患者的长期随访，而且更重要的是可以对前期的临床判断进行有效验证。

（二）基于伙伴机制的临床基础研究小组

研究小组的设立可以实现临床与基础小组一一对应，相互合作，互为补充，实现转化，并以此建成诊治新技术、新方法研发和转化的医学基地（见图2–5）。

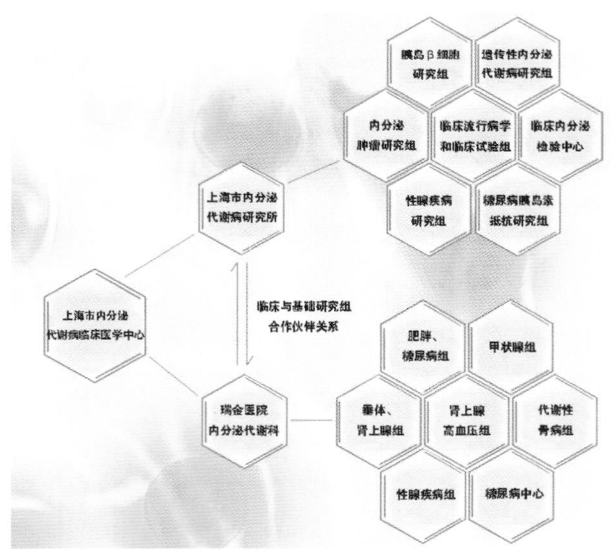

图2–5　学科组织架构及研究小组示意图

研究内容：建立多学科参与的新型内分泌学领域，一方面凭借学科优势积极参与行业学会的疾病预防、诊治规范、指南和共识制定，适时更新；另一方面以疑难和少见病的诊治为主，不断产生和验证新的治疗方案、技术和方法，使其更加完善，同时肩负将成熟的方案、技术和方法加以规范和推广的责任。

（三）创新、优化临床诊疗与临床试验平台

临床诊疗平台下设临床专病组、内分泌学科群和内分泌代谢性疾病质控中心，在完成日常诊疗工作的同时，完善学科的管理规章、医疗规范和医疗质量管理体制的建立及督察。

临床试验平台负责组织实施Ⅰ~Ⅳ期药物临床试验，借助协同研究网络，开展大规模、多中心、高质量的临床诊疗规范研究和糖尿病、难治性高血压、骨质疏松等慢性病流行病学研究，以及组织基层卫生人员技术培训。下设临床药物试验平台、临床研究数据采集平台和生物样本库保存平台。

（四）搭建协同研究网络

这一阶段病种多样，资源丰富，医疗工作成绩斐然。主要体现在以下几个方面。

1. 解决疑难杂症和危重病症

瑞金内分泌代谢科门诊量和出院人数高居医院前列。2011年年门诊量达23万人次，2012年年门诊量超26万人次（日均972人次）。出院人数从2002年的1128人增至2011年4398人，平均住院天数从13.6天缩短至6.92天，床位使用率提高1倍。年收治病种数达到190余项，疑难罕、重、危患者占70%，诊断符合率接近100%。诊治患者中涵盖内分泌代谢病所有病种，病种之全居国内之首。

2. 开展临床路径管理

瑞金内分泌代谢科于2009年牵头承担了卫生部有关全国内分泌疾病包括2型糖尿病、1型糖尿病、库欣综合征、毒性弥漫性甲状腺肿（Graves病）、嗜铬细胞瘤/副神经节瘤、泌乳素瘤、原发性甲状旁腺功能亢进症、尿崩症、骨质疏松症及甲状腺功能减退症共10个内分泌疾病的临床路径的制定

工作。此外，结合本科室实际情况，又制定了5项临床路径（原发性醛固酮增多症、原发性甲状旁腺功能减退症、肥胖症、甲状腺相关性眼病、低促性腺激素性性功能减退）。目前共有15项临床路径在管理实施中。科室严格按照诊疗规范进行病种管理，符合入选条件的患者均纳入临床路径管理。在该阶段有50%~70%的入院患者都纳入临床路径管理并逐年提高。

3. 研发、推广临床适宜技术

开展的临床新方法包括促性腺激素释放激素（GnRH）微量脉冲输注泵治疗低促性腺激素性性发育不全、自体造血干细胞移植治疗初发1型糖尿病、趾掌深部组织感染逐步清创与负压引流术治疗糖尿病足病、健康厨房门诊方式开展糖尿病饮食教育、短程胰岛素泵联合口服降糖药序贯方案治疗早期糖尿病、血液脂肪过滤治疗高脂血症等。各项新技术、新方法为各项内分泌疾病的诊断与治疗提供了精确、稳定、可靠的依据和治疗前景，极大地提升了诊断、治疗水平。

4. 建设临床激素检测平台

瑞金内分泌代谢科拥有国内为数不多的、单独编制的临床内分泌检验实验室，在该阶段开展内分泌代谢病相关的临床检验项目，如激素检测项目47项，常规检测项目38项，遍及垂体、肾上腺、甲状腺、性腺、胰腺等相关激素。实验室近90%项目采用全自动仪器进行检测，检测效率、准确性和精密度大为提高。2011年通过CAP认可，2010年糖化血红蛋白项目获得美国糖化血红蛋白标准化计划（NGSP）所组织的一级比对实验室认证证书。在该阶段日接受标本已超过3500份，年检验量达118万份。其中外单位送检的标本量逐年增加，2010年已占20%。

5. 创建临床试验平台

开展的各项临床技术包括：糖尿病、糖尿病足、垂体–甲状腺、垂体–肾上腺、垂体–性腺、甲状腺、甲状旁腺相关检查、胰腺、内分泌激素测定以及单基因遗传病的分子诊断等各个方面，各项技术水平均为国内领先，开展例数逐年递增。

6. 立足临床，深入科研，创新实践转化医学

（1）临床研究

瑞金内分泌代谢科是国内重要的糖尿病及其他内分泌疾病临床药品研究中心之一：具备国家药品监督管理局与原卫生部共同认可的临床试验资质，主持及参加85项创新药物Ⅰ~Ⅳ期临床研究，研究药物种类涵盖内分泌众多疾病领域。在上述创新药物研发中，15项为国际多中心临床研究，15项为瑞金内分泌代谢科自行设计并牵头的多中心临床研究（均在国际ClinicalTrials.gov注册登记），部分研究包括中药新药研发和糖尿病并发症防治研究等已在国际重要期刊发表相关论文。申报专利13项，已获专利2项。

（2）基础和临床前研究

作为内分泌代谢病系统生物学研究体系的重要组成部分，瑞金内分泌代谢科建立了系统全面的转化型医学研究平台。在仪器设备、试验资源以及研究平台建设等方面，近年来都进行了雄厚的积累。在该阶段，瑞金内分泌代谢科拥有仪器设备近300台，为中心开展各种分子生物学、细胞生物学及动物实验研究提供了良好的硬件条件。试验资源包括生物样本库、质粒库、细胞库和模式生物库等。瑞金内分泌代谢科还建立了成熟的基因诊断、组学、模式生物研究以及人群流行病学等研究平台。依托这些资源和平台，中心在常见代谢性疾病的遗传和环境危险因素、内分泌肿瘤的分子标志物和发病机制以及遗传性内分泌代谢疾病的致病基因等多个领域取得了重要发现。

（3）生物样本库

瑞金内分泌代谢科通过“城镇化进程中的代谢性疾病变化”“全国糖尿病患病率调查”“中国25万人代谢性疾病研究”等项目建立起国际上目前单中心最大的样本库。而“全国难治性高血压中原发性醛固酮增多症调

查”“全国垂体瘤术后随访研究”“全国低促性腺激素性性腺功能减退症治疗随访研究”“全国多发性内分泌腺瘤病研究”“全国先天性肾上腺皮质增生症基因诊断和规范性治疗”等研究不仅奠定了瑞金内分泌代谢科在经典内分泌疾病中的领导地位，而且建立了包含万余标本代谢科的珍贵的样本库。

（4）梯队合理，人才辈出，学术地位凸显

在这个阶段，瑞金内分泌代谢科团队形成一支梯队层次合理、团结奋进、朝气蓬勃、极富创新能力的团队，包括12位博士生导师、先后3任中华医学会内分泌学分会主任委员、先后3任《中华内分泌代谢杂志》总编辑、2位终身教授、3位2级教授、2位长江学者特聘教授、1位国家自然科学基金委员会杰出青年基金获得者、3位中央保健局专家、3位入选百千万人才工程、1位原卫生部特殊贡献中青年专家、3位国务院政府特殊津贴获得者，同时一大批中青年骨干获上海市荣誉称号，如上海市十大杰出青年（1人）、上海市十大职工科技精英（1人）、上海市领军人才（3人）、上海市优秀学科带头人（5人）等。同时团队被授予教育部创新团队、上海市工人先锋号、上海市文明班组、上海市服务明星单位、交通大学校长奖等。

瑞金内分泌代谢科是内分泌代谢和中西医结合内分泌的博、硕学位点及博士后流动站，截至2012年8月，培养博士生122名（在读31名），培养硕士生165名（在读59名）；还创办《中华内分泌代谢杂志》和*J Diabetes*，出版并发行《临床内分泌学》《糖尿病学（第二版）》《瑞金内分泌疑难病例集》《内分泌学高级教程》《内分泌内科学》《糖尿病与心血管疾病：基础和临床》《享受健康人生——糖尿病细说与图解》《内科学》等书籍。

三、加速发展阶段（2013—2020年）——成立“国家代谢性疾病临床研究中心”

该阶段，借助一支梯队层次合理、团结奋进、朝气蓬勃、极富创新能力的团队，瑞金内分泌代谢科已形成以转化医学为理念的内分泌代谢病系统生物学研究体系，在凝练为遗传性内分泌代谢病临床诊治以及慢性非传染性代谢病发病机制、流行病学研究两大方向的同时，重点建设内分泌代谢病临床诊治、预防、预警和研发体系。该体系将进一步依托专业化的临床研究公共服务平台和协同研究网络，致力于开展大规模、前瞻性、多中心、高质量的临床诊疗规范研究。

加速发展阶段的中心是夯实质量基础，以患者为核心，实践精准医学，不断追求卓越，通过打造精准实验室检测、精准术前诊断、精准诊疗方案等，构筑起内分泌全程质量管理七大体系。

（一）临床体系

建立代谢性疾病临床诊疗规范与质量控制体系。年门诊25万人次，床位总数133张，收治病种达190种，几乎涵盖全部内分泌疾病，诊断符合率接近100%。围绕“常态化、深层化、制度化”，构筑以疾病为主线的质量管理总体系。

（二）研究体系

建立临床研究标准流程、信息化质控管理系统。系统建立34项诊断新技术，5项治疗新方案，优化15项临床路径，实现内分泌肿瘤精准诊疗，并提出“三类十种”内分泌肿瘤分子分型法，优化分类体系，指导个体治疗，改善疾病预后；以252个SOP建立国家级代谢性疾病信息化管理控制体系。

（三）样本库体系

建成中国最大的内分泌代谢病临床样本库。以50个SOP创建五大研究队列与样本库（65万人，600万份样本），是中国医疗领域中最早实现可溯源、可跟踪、可交换、系统性、规模化的开放共享式智能生物样本库信息化管理体系。

（四）检测体系

中国唯一通过CAP认可的内分泌临床检测中心。瑞金内分泌代谢科拥有国内唯一获得美国NGSP和CAP认可的内分泌临床实验室，目前每年检测量200万份。

（五）创新体系

创建中国首个人类生存模拟舱，精细定量人体代谢特征。通过环境、生理、行为传感器实时采集20余种指标，其中12种为世界首创，为医学转化成果提供高端测试平台。

（六）教学体系

创建人才梯队培养体系，进一步完善规范，辐射全国。学科拥有研究生导师20余人，是国家首批博士和硕士学位点，培养毕业研究生数百人、全国内分泌专科医生4000余人。

（七）代谢中心

创建MMC。践行“一个中心，一站服务，一个标准”核心，建立标准化诊疗技术和流程，开创代谢病管理新模式。目前全国31个省（自治区、直辖市）已有近1500家医院加入，共管理超200万糖尿病患者。

四、标杆引领阶段（2021年至今）——成为国际重要内分泌代谢病诊治中心

瑞金内分泌代谢科现已成为国际最重要的内分泌代谢疾病诊治中心之一，培养了一支能从事内分泌代谢病基础和临床研究并参与国际竞争的中

青年人才队伍，获得国家临床研究经费投入超过2亿元，获中国百篇最具影响国际学术论文，单篇最高引用近千次；获美国临床内分泌医师学会国际内分泌学奖、以色列糖尿病联盟终身成就奖、国际内分泌学会杰出贡献奖、法国医学科学院赛维雅奖等国际学术荣誉；是国家临床医学研究中心（优秀）、国家自然科学基金创新研究群体、国家卫生健康委重点实验室（优秀）、上海市重点实验室（优秀）等荣誉获得者；在复旦版中国医院专科声誉排行榜（内分泌）连续11年全国第一名，在医科院版中国医院科技量值（内分泌）连续6年全国第一名。

在坚实的科研基础和行业影响力基础上，瑞金内分泌代谢科实施了标杆引领阶段的规划和建设。标杆引领阶段的规划是搭建集循证、整合、转化三大医学为一体的临床研究平台，大力发展以慢性非传染性疾病为主的代谢性疾病亚专业，预防和诊治相结合，逐渐将重点移向社区。建立一个基于群体疾病发展趋势的预警预报体系和3个报告体系：全国范围内的疾病发病率及患病率的报告系统，医院系统的疾病诊疗状况、致残和致死率、药物不良反应的报告系统，以及社区疾病发生趋势和防治能力的报告系统；推行临床研究的临床实践化；建立协同研究平台推广执行诊疗技术规范，开展基层卫生人员的技术培训，优化服务模式，指导和提升基层卫生人员诊疗服务能力。

在优势医疗技术的基础上，根据社会需求，大力发展以内分泌激素分泌功能异常和内分泌肿瘤为主的内分泌亚专业。推行大规模、多中心、高质量的临床诊疗规范研究；推行新技术、新产品研发、评价和成果应用转化；建设涉及四大体系：大规模、现代化的生物样本保存及管理设施体系，大规模、顶尖的生物信息获取设施体系，国际一流的海量生物信息处理和分析设施体系，以及集基础、临床、企业于一体的转化医学研究体系。规划目标和行动规划落实在以下4个方面。

（一）制定、运用并且推广国际公认、国家认可的临床诊疗指南

按照国际通行的方式运作学科发展的思维方式及观念、临床诊疗技术、科研思路和方法创新，整理总结、完善更新已有的医疗方案，使其形成自身特色，积极参与国际竞争。更重要的是，更新的医疗方案在把握国际内分泌学发展潮流的同时，获得国家认可，并向全国推广。

推广内分泌代谢病学科群模式，交叉、融合心血管、神经外科、泌尿外科、病理科、放射医学等学科，在全国范围内成立相关的研究协作组，进一步建设以内分泌代谢病学科为基地，开展多中心的临床和基础研究，资源共享，联合攻关。

推广“医院—社区一体化内分泌系统疾病管理模式”，建立规范、有效的内分泌系统疾病防、治、研一体化防治网络，实施三级医院为龙头、基层卫生服务中心为基础、疾病预防控制机构为支撑的内分泌疾病无缝化管理，提高内分泌系统疾病整体治疗率及控制达标率。

推广内分泌疾病诊断及治疗指南和规范，充分发挥原卫生部重点实验室的学科优势与资源优势，推广2型糖尿病、肥胖症与骨质疏松症预警模型的应用，推广临床糖化血红蛋白（HbA1c）检测技术及甲状腺功能检测技术的标准化，为疾病早期预防和诊断提供循证依据；针对2型糖尿病及肥胖症患者推广早期生活方式干预、早期强化胰岛素治疗及中药联合治疗，针对高胰岛素血症患者推广早期二甲双胍干预治疗，完善并优化2型糖尿病及肥胖症的早期防治综合方案；优化亚临床甲状腺功能亢进症（甲亢）、亚临床甲状腺功能减退症（甲减）及甲状腺结节的早期干预及定期随访方案；推动骨质疏松症及骨折检测简易工具的推广应用，完善并优化骨质疏松症早期诊断模式；建立稳定的临床可操作的原发性醛固酮增多症及嗜铬细胞瘤临床检测体系并推广应用，在全国范围内创建内分泌性高血压疑难诊治中心，促进全国内分泌系统疑难疾病整体诊治水平的提高。该

项目将为中国卫生管理机构制定重大慢性疾病的综合防治策略提供重要的理论和实践依据。

（二）打造国内外知名内分泌专业医学期刊

打造面向国内外公开出版发行的专业医学期刊：《中华内分泌代谢杂志》和*J Diabetes*，以满足不同层次临床和科研人员需要。《中华内分泌代谢杂志》是受中华医学会委托编辑出版的、反映我国当代内分泌代谢领域最新临床及基础研究成果的高端学术刊物，宁光院士担任总编辑。《中华内分泌代谢杂志》曾获中国科协优秀期刊奖，多次被评为中华医学会优秀期刊。期刊在办刊过程中坚持学术为重，逐步形成了自身的特色。2020年刊发的《中国高尿酸与痛风治疗指南》一文获得“中华医学会高质量指南奖”。

*J Diabetes*期刊由学科与国际著名期刊出版集团Wiley-Blackwell于2009年联合创办，宁光院士和美国Mount Sinai医学院Zachary Bloomgarden教授为共同主编，并获中华医学会内分泌学分会和中国医师协会内分泌代谢科医师分会支持。*J Diabetes*是中国第一本专注于糖尿病的国际英文期刊，是东西方专家共同合作的结晶，致力于将中国糖尿病医生和研究者的最新成果介绍给国际糖尿病学界，同时及时将国际最新研究成果介绍给国内，促进糖尿病研究的进一步发展。

（三）组建由国际著名专家组成的专家委员会

组建了由美国Mount Sinai医学院Zachary Bloomgarden教授，*Diabetologia*期刊主编Edwin Gale教授，美国MD Anderson 肿瘤中心Gilbert Cote教授，美国 Andrew J. Drexler教授、Yehuda Handlesman教授，法国医学科学院分子遗传中心的Huguette Casse研究员，美国德州农工大学生命科学技术研究所负责人刘明耀教授和加拿大McGill大学刘均利教授等参加的国际著名专家委员会。

专家委员会提供世界一流的相关学科作为参照对象和合作伙伴，进行对比分析、找出差距，并采取针对性举措尽快缩小差距、实现对接，建立学科与世界一流大学、研究院所和著名跨国企业科研机构合作与交流的桥梁、共同组建联合实验室或研发中心，联合申报重大国际科研项目，积极参加国际学术组织和重要学术会议，以迅速扩大瑞金内分泌代谢科的国际竞争力和影响力。

（四）组建疑难内分泌代谢病诊治中心

建立中国内分泌代谢系统疑难疾病转化医学中心，优化疑难病诊治临床路径，促进全国内分泌系统疑难疾病整体诊治水平的提高。开创、发展和完善以下平台。

1. 临床动态试验及多样本静脉插管采血平台

临床动态试验及多样本静脉插管采血方法是临床常用实验室和影像学检测手段外的补充，是疑难病例诊疗过程中必不可少的步骤之一。在多年的实践中，瑞金内分泌代谢科摸索出了丰富的临床经验，成功地运用了GnRH兴奋试验和HCG兴奋试验评估垂体–性腺轴功能，TRH兴奋试验、T_3抑制试验、生长抑素抑制试验鉴别诊断垂体促甲状腺激素（TSH）瘤和甲状腺激素抵抗，高钙抑制试验确诊甲状旁腺功能亢进症；岩下窦采血术（IPSS）及腔静脉分段采血技术明确外周血ACTH来源，双侧肾上腺静脉采血术（AVS）判定肾上腺激素优势分泌侧，ASVS定位微小胰岛细胞瘤，选择性甲状腺静脉采血定位甲状旁腺腺瘤分别为性腺疾病、甲状腺疾病、垂体疾病、胰腺疾病和肾上腺疾病的诊断提供了充足的临床依据和治疗指导意见。该平台的建立将进一步完善动态试验及多样本静脉插管采血术的使用指证、标准操作、结果判断和临床意义，并将成熟的临床操作经验向外推广。

2. 分子诊断平台

应用转化医学的理念，建立遗传分析系统平台、蛋白组学平台、膜片钳技术平台、基因克隆与表达平台、基因诊断平台、基因敲除表型分析平台等多种科研平台为医疗提供新技术、新治疗方案。

尤其对于由单基因遗传性致病因素导致的内分泌代谢性疾病的临床诊断，需要从遗传家系本身的遗传模式入手，集中在对先证者和家系其他患者的致病基因突变检测，其中包括突变热点的检测，外显子及RNA剪切位点的测序筛查，或者芯片技术对DNA大片段的缺失和插入的检测以及基因启动子区域的甲基化等调控区域的筛查检测。瑞金内分泌代谢科现已建立的30个遗传性内分泌疾病相关的36个致病基因的遗传检测平台，已经应用于常规的临床检测，下一步目标将根据临床的需求进行不断地增加和完善。随着生命科学的发展和深入，特别是对于基因与疾病的相关性研究的不断突破，更多的遗传因素在疾病发生发展中的作用会被破译，基因检测也将成为一项继生化与影像学检测之后可以真正用于辅助临床医生进行疾病诊断的工具和手段。

3. 无创性诊断平台

运用唾液样本，开展以皮质醇为代表的无创性激素检测平台，同时集临床检验学、超声诊断学、放射医学、核医学之大成，充分发挥瑞金医院临床生化检测和辅助科室的优势力量，借助高尖端的影像学技术，如高分辨电子计算机断层扫描仪器（CT）和快速动态增强检查，脏器动脉灌注检查，核磁共振波谱成像以及正电子发射型计算机断层显像（PET），单光子发射计算机断层成像术（SPECT），探索无创性诊断平台的建立，以此来提高临床内分泌肿瘤性疾病的功能定位诊断能力、肿瘤良恶性的鉴别诊断能力和非肿瘤性疾病，尤其是多发性内分泌腺瘤病的诊出率。

4. 建立具有现代理念的医学科学转化平台

借助现代生物质谱技术大力开展后基因组研究，发展质谱在蛋白质、医学检测、药物成分分析及核酸等领域的应用，为生命科学研究提供了新方法，同时借助Ⅰ期临床研究试验平台，推动医学科学向临床医学进步转化的进程，发现新的药物和作用靶点。

医学科学转化平台既有以基础研究为主的创新性研发中心，其职责在于科学研究的前沿，以最前沿的技术不断探索新的激素、新的物质、新的机制及未知领域，为临床应用做好技术储备；也有与临床更加密切联系的疾病新机制和包括新药物在内的新的干预方法的研究基地，以促进转化型内分泌代谢病学的发展。

研究内容：以系统生物医学为基点，以转化医学为理念，运用高通量、高灵敏度的现代分析技术，借助基因组学、蛋白质组学与代谢组学等基础研究方法和分子影像学、遗传流行病学、临床检验学与循证医学等临床研究方法，从分子、细胞、动物、临床乃至群体多个层面开展临床和应用基础研究。目标：通过发现新的激素、提出新的概念、验证新的药物、发明新的技术，以最大程度地提高内分泌代谢性疾病的诊断和治疗水平，加快推进内分泌代谢病学的发展，早日达到国际先进水平。试用全新的诊断技术：通过对已知生物标志物的验证和应用芯片技术寻找新的生物标志物两条技术路线，建立内分泌疾病生物标志物谱，建立新的方便易行且适用于临床开展的检测技术，并在患者群中验证。

侧重开展基于免疫学，以流式细胞分选系统为核心技术的临床诊断技术，用于研究和检测新的特异性生物标志物，提高糖尿病、内分泌肿瘤特别是自身免疫性内分泌疾病的诊断效率，提高准确度并降低检测成本。在相关疾病的基础研究中，揭示新的疾病发生和发展的机制，为临床预防和诊断提供更准确、更便捷的检测方法，并提供新的潜在的疾病治疗的药物靶点。

5. 建成国际一流的海量生物信息处理和分析设施

以“云服务”技术为基础，开展环境信息数据、健康信息数据、生物组学数据、遗传检测数据、实验室检测数据、医学影像数据、临床病例数据等的加工融合，形成“云平台”生物信息数据处理中心，有效整合和深度挖掘基因组功能注释数据、生物芯片数据、蛋白质组数据、人类疾病相关基因高通量生物信息数据等，具备102T flops的峰值浮点计算能力，内存达到20TB，存储达到10PB。运用这个研究设施体系，将对不同形式生物信息的整合和分析，重大疾病分子分型，临床过程演进模拟、疾病发生和流行模型建立，药物研发及相关作用机理数据推算，临床诊断技术和设备功效评估等发挥重要作用。

瑞金内分泌代谢科秉承“一切以患者为中心”的服务理念，以承担社会责任为己任，以服务患者为准则，以患者安全为根本，以患者满意为宗旨，用全质量管理体系提升医疗服务能力，满足人们多层次医疗服务的需求，塑造优质服务的品牌力，增强品牌的吸引力和辐射力。注重服务流程的优化和管理，识别核心流程和辅助流程，通过流程再造等方法，改进和重组门诊、住院、检测等流程，诊疗环节优化，包括住院患者出院随访，打通门急诊患者住院绿色通道等10个流程。同时明确了各环节的工作要求和SOP标准，实现了规范化和便捷化。

本章小结

战略是组织发展的灯塔，对组织的发展起到引领作用。作为公立医院的一部分，瑞金内分泌代谢科时刻牢记国家对公立医院的定位和期望，并融合临床需求、行业最高标准来对组织的发展战略方向进行规划和分解。而与之匹配的绩效体系是保障组织战略规划落地执行的必要条件。瑞金内分泌代谢科取得长足发展，并多年位于本专业国内榜首位置，这与其正确的战略规划和与之匹配的绩效体系息息相关。

在未来，瑞金内分泌代谢科会深刻理解国家相关文件的精神要求，持续识别人民群众的需求变化，把控国际专业科研发展前沿以及科室发展需求，动态调整战略目标，并且继续紧抓战略落地，引导科室取得更大的成就。

03

CHAPTER

第三章

融会贯通，CAP标准落地生根与中国特色创新

青出于蓝而胜于蓝。行业最高标准的落地生根是瑞金内分泌创新体系持续进化的基础。

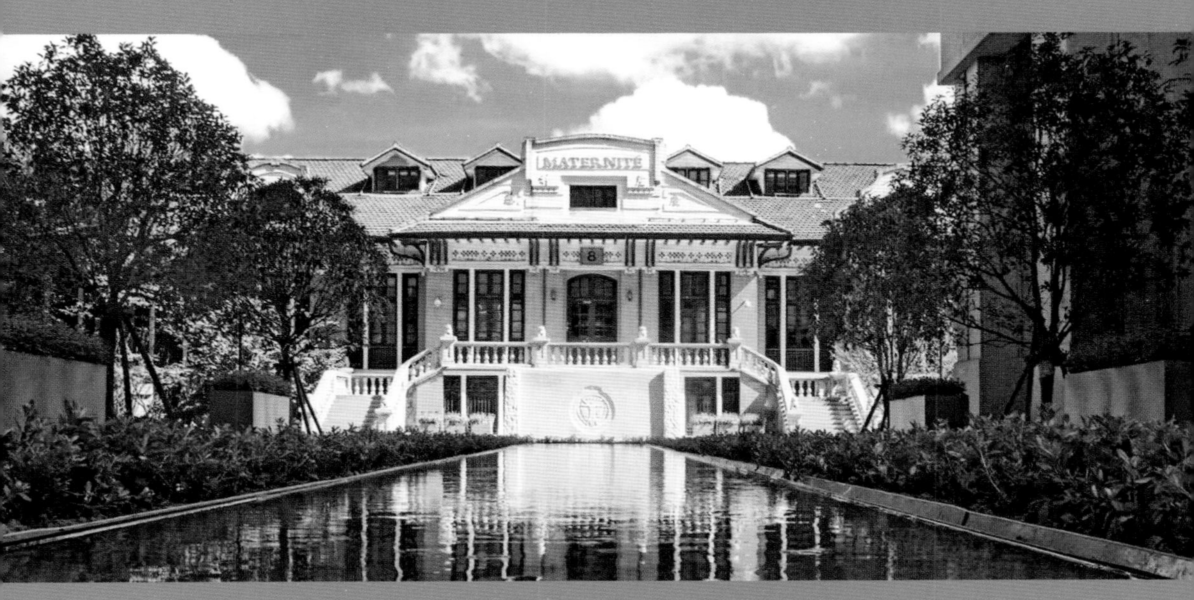

他山之石，可以攻玉。宁光院士指出，相似或相同产品的一致性是生产规模化和产能扩大的先决条件，质量标准是其保障。但作为供给侧的瑞金医院内分泌代谢科既然将“卓越”作为科训，就必须将自身标准定为行业内的高标准。实验室在瑞金内分泌代谢科三位一体的创新研究体系中起到基础性的支撑作用。因此，瑞金内分泌实验室将引入美国病理学家学会（CAP）认可作为一项重要工作。

CAP是世界最大的病理学家组织，是美国一个非营利性的临床实验室认可机构，也是国际上广泛认可的临床医学检验实验室认可机构，CAP认可是目前国际公认的实验室认可“金标准”。该机构致力于临床实验室的标准化，倡导高质量的医疗保健服务，在国际检测领域具有极高的权威性。CAP认可体系是该机构依据美国临床检验标准化委员会（CLSI）的业务标准和操作指南以及1988年美国临床实验室改进规范建立的质量标准体系，也是目前最适合医疗检验室使用的国际级实验室标准。通过CAP认可，意味着实验室整体诊断质量与服务水平接轨国际标准，其检测报告将获得全球各相关机构认可，具有全球互认性及国际公信力。

因此，通过在实验室引入CAP认可，可以：

· 为临床诊治提供更加可靠的依据；

· 为流调和科研提供基础性检测和数据支持；

· 为国际同行交流和认可提供支撑。

这些也是瑞金内分泌代谢科进一步发展和获得国际认可的必要条件。

第一节 CAP体系对于瑞金内分泌代谢科质量发展模式的重要性

一、把样本作为生命的延续

“每个条码就是一个生命”，CAP最早提倡这一理念。实验室工作人员没有机会和患者直接接触，很难体会医生对患者的情感，但他们可以通过条码间接地去感受患者。样本是生命的延续，对于体外诊断实验室来说，样本尤为重要。实验室质量以前是“做出来的”，依靠手、职业素养以及实验室人员认真负责的态度。随着发展，实验室质量逐步成为“管出来的”，因为很多实验工作由机器完成，实现了自动化，实验室人员的工作从“做实验”发展为“做管理”，实验室一定程度上变成了“质量管理部门”。未来，实验室质量可能还会是“分析出来的”“评估出来的”，或者是多维度去“挖掘出来的”。现在，实验室人员看到条码，只能看到实验结果，以后通过信息化处理，可以看到这个条码代表的患者过去所有的信息，包括疾病发生、发展以及整个治疗阶段的所有实验室数据，进而可以协助临床探究疾病演化模型，预测患者疾病的发展趋势。换句话说，未来的信息都是通过信息化、智能化的工具方法分析出来，实验室通过条码能够看到患者的“前世今生”，甚至有更多维度的蛋白质谱、核酸谱、代谢谱等信息，这将是实验室发展一个重要的方向。实验室样本管理理念见图3–1。

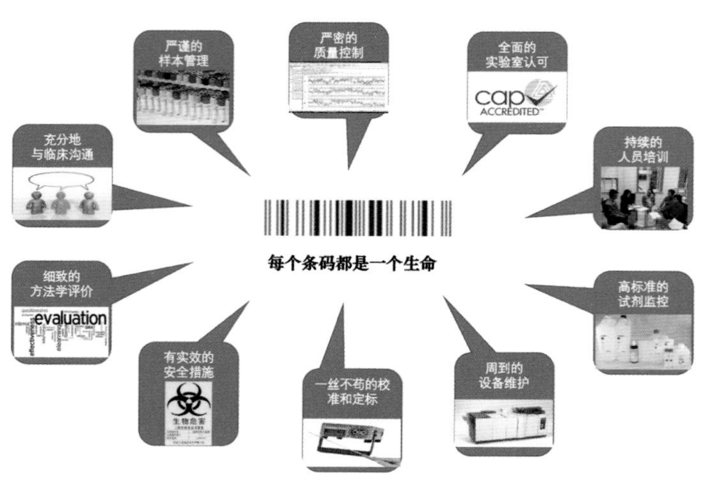

图3-1　内分泌实验室样本管理理念

二、质量管理是实验室的灵魂

随着诊断要求和项目复杂性的提高，瑞金内分泌人深刻认识到实验室诊断对内分泌疾病诊疗的重要性，自此，建立独立的临床内分泌实验室便始终是历届瑞金内分泌学科带头人的工作重心。

1952年，邝安堃教授着手建立广慈医院内科实验室，在国内最早开展类固醇激素测定方法的研究；1955年，邝教授在国际上最早发现并报道男性结核患者服用异烟肼后乳房发育，并证实其与雌激素升高有关。1955年，陈家伦教授首创应用小剂量促肾上腺皮质激素静脉滴注，用于治疗急性血吸虫病伴发的高热。1956年，广慈医院内分泌专业在国内首次发表醛固酮与肾上腺疾病关系的论文《醛固酮——最新分离出的肾上腺皮质激素》，并于1957年成功诊治国内第一例原发性醛固酮增多症。1959年，丁霆先生在邝安堃教授的邀请下来到广慈医院内科实验室工作，并逐渐将重点放在激素测定的研究上。20世纪50年代，通过生物学方法测定黄体生成素（LH）和卵泡刺激素（FSH），取患者24h尿液，经白陶土吸附后，洗脱离心后取3mL注射未发育小鼠腹腔，1周后观察子宫发育情况，同时用3mL蒸馏水注射性未发育小鼠腹腔做阴性对照，1周后，打开腹腔，将小鼠子宫取出来称重，评估卵巢发育情况，并通过阴性对照的方法来对实验质量进行初步的管控，这是实验室质量管理的初期阶段，此时质量意识在瑞金内分泌代谢科已经萌发。

1963年，瑞金内分泌代谢科成立面积仅40多平方米的上海第二医学院内分泌研究室，通过一些基础设备开展内分泌疾病的研究，例如，通过火焰法测定钠、钾等电解质，利用患者血清经过高温灰化并水溶得出蛋白结合碘的含量来实验评估甲状腺功能，利用有机溶剂抽提患者尿液计算出17-OH和17-酮含量来评估肾上腺功能，以及通过纸层析测定尿液中醛固酮含量等，在测定中逐渐意识到检测质量的重要性。为了获得稳定可靠的结果，瑞金内分泌代谢科采取了多项质量控制手段，包括为了得到纯度更高的有机溶剂反复提纯蒸馏，在抽提激素时通过抽提和反抽提得到更纯的检测物质，以及在测量尿醛固酮时3次甚至更多次通过纸层析获得检测物。正因为这些反复的提纯，才能保证正确测定激素含量。

1975年起，瑞金内分泌代谢科首先在国内配套建立类固醇激素、甲状腺激素以及蛋白多肽激素的放射免疫测定方法系列，先后建立血、尿、唾液的脑垂体激素、性激素、肾上腺皮质激素和甲状腺激素4个系列20余品种的放射免疫测定方法。用放射免疫方法检测内分泌激素、建立尿皮质醇与尿醛固酮等测定方法填补了国内空白。实验人员通过购买商用激素，生产出放射免疫测定试剂盒，推广到全国使用。

进入20世纪80年代，瑞金内分泌代谢科秉承实验室研究与临床结合、临床研究与动物实验结合、内分泌研究与系统性疾病结合、现代医学与传统医学结合、多出成果与培养人才结合的原则，建立了60余种激素、自身抗体测定方法，并通过培训班的形式向全国推广。其建立的用于糖尿病诊断的“馒头餐”试验，成为与标准的75g口服葡萄糖耐量试验并行的检查胰岛β细胞功能的方法，这一极具临床应用价值的重要研究结果发表在1982年的《中华医学杂志》上，形成中国糖尿病领域的一大特色。

1982年，内分泌实验室建立游离T_3、游离T_4、促甲状腺激素、18羟脱氧皮质酮和血浆糖化蛋白测定法，还建立了血醛固酮、二氢睾酮、血17-羟孕酮等测定法，为原发性醛固酮增多症、两性畸形和先天性肾上腺皮质增生症等内分泌疾病的诊断提供了检测方法，全年完成标本数18051例。1982年7月起，内分泌研究所实验室对血浆睾酮、雌二醇、皮质酮3种激素的放射免疫测定方法开展研究并推广应用。

经过前期积累，瑞金内分泌实验室的检测能力大幅提升，先后获得一系列成果。

1982年，上海市重大科技成果奖——“血浆睾酮、雌二醇、皮质醇三种激素放射免疫测定方法及临床应用”。

1983年，卫生部甲级科学技术成果——“放射性免疫测定方法及临床应用：血浆18-羟-11-去氧皮质醇放射免疫测定方法（不经层析）及其临床应用”。

1983年，卫生部甲级科学技术成果——“放射免疫测定方法及其临床应用——血清游离甲状腺激素（FT_3）和（FT_4）放射免疫测定及临床应用”。

1985年，国家科学技术进步奖三等奖——“垂体、甲状腺、肾上腺、性激素放射性免疫测定系列配套药盒及临床应用”。

1988年，国家科学技术进步奖三等奖——“201例原发性醛固酮增多症的诊断和治疗的研究”。

20世纪90年代，疾病谱发生明显改变。陈家伦教授带领瑞金内分泌代谢科强化临床与基础研究，及时将肥胖症、2型糖尿病、代谢综合征、骨质疏松症等威胁人们健康的代谢性疾病列为重点，瑞金内分泌代谢科因此成为国内最早应用分子生物学技术研究内分泌代谢病的单位之一。1994年

11月17日，卫生部内分泌代谢病重点实验室通过评审成立，陈家伦教授任主任。实验室重点开展内分泌代谢性疾病的基础与临床研究以及糖尿病的遗传发病机制和临床研究。此时，实验室检测水平也有了更大的发展，除了经典的放射免疫，还有酶联免疫方法等，极大提高了激素的检测能力和范围。

进入21世纪，瑞金内分泌不断创新、优化临床检测技术和试验平台，成立了专病小组和内分泌代谢病学科群，推广研发临床新技术，解决疑难杂症和危重、罕见病症。先后建立内分泌代谢病临床表型分析系统和数字化信息采集及储存系统、激素及其代谢产物测试体系、多样本静脉插管采血检测技术、分子显像、遗传基因检测技术以及代谢组学和蛋白质组学等，结合“医疗联合体”等新型医学体系，形成完善的内分泌代谢病临床诊治、预防、预警和研发体系。同时积极推广适宜技术，主持制定临床路径、诊疗指南和共识，参与多项支援项目。

同时，内分泌实验室积极地与国际体外诊断水平接轨，引进全自动免疫分析仪、全自动生化分析仪以及高压液相技术，逐步淘汰放射免疫和酶联免疫等手工方法。新技术带来新发展，新的检测平台极大地丰富了内分泌激素的测定，并使测定的结果更精确，更有助于临床诊断。与此同时，糖尿病的相关基因研究、下丘脑–垂体–肾上腺轴的基础研究方面取得一系列重要成果，居国内领先地位。2007年11月13日，在卫生部重点实验室评估总结会上，专家组认为内分泌代谢病重点实验室以内分泌代谢病的临床及基础研究为主要方向，在遗传内分泌代谢病的发病机制、某些内分泌器官表达谱分析、糖代谢紊乱的分子病理和若干天然药物有效组分在细胞水平的降糖作用研究等方面，取得了创新性的学术成果。

三、为什么选择CAP认可

实验室的发展和内部加强质量管理的需要，行业内的激烈竞争，以及与其他认可相比CAP认可更国际化，促使CAP认可成为当时的最佳选择。

实验室的质量建设是伴随着参加国际化的临床实验室认可而逐渐开展的，其中最为重要的认可项目是由CAP组织的临床实验室认可（LAP）。CAP工作的重要内容之一就是面向世界各地的参与实验室开展能力验证/室间质评（PT）活动，并通过能力验证和实地评审进行LAP认可。认可依据的标准是CAP自己制定的文件（检查表，Checklist），它主要参照了美国临床实验室改进法案及修正案（CLIA）的规定和美国临床和实验室标准协会（CLSI）的相关业务标准和操作指南。

2008年12月，瑞金医院内分泌代谢科下属临床内分泌实验室正式引入全面质量管理理念，以指导实验室如何更好地实现其最重要的使命——为患者服务。2011年9月30日，实验室通过了CAP组织的LAP现场审查，并于11月21日正式获得认可，这使实验室整体水平有了极大提高，从实验室的环境要求到硬件要求，再到整个实验流程，每一步都按照标准的操作规范进行，形成了完整的质量管理体系。

CAP实验室认可计划的宗旨是通过全员的参与，结合专业的评估和培训，以及对现行标准的严格执行来持续提高临床实验室的服务质量。在瑞金开展CAP认证前，国内仅有15家医学实验室通过认可，其中属于公立医疗机构临床实验室性质的只有3家，而瑞金临床内分泌实验室成为全国第16家，也是国内内分泌专业实验室中第一家获得该项认可的临床实验室，同时填补了上海交通大学医学院体系内相关实验室认可的空白。

认可通过标志着实验室在管理及技术能力上全面满足了CAP质量管理体系的要求，其涵盖了检测分析前、中、后的各个环节及所承担的所有检测项目。

第二节
CAP质量标准引入与取证

产品质量首先是设计出来的，其次才是制造出来的。质量管理的重点应放在设计阶段，因此将质量控制从制造阶段进一步提前到设计阶段。同理，对于临床实验室来说，在新方法的引入和旧方法的改进上，从一开始就应该以临床需求为导向，以提供准确、稳定的检测结果为目标，以尽可能减少对患者的附加损害为底线，实验室通过方法学评价、供应商评估、色谱-质谱参考方法的建立、正常人样本库的储备、信息技术的整合和大数据的分析等技术手段将每一个检测项目打磨得日臻完善，使检测技术本身在应用前已经具备了良好的质量控制基础和性能背景。

以此为基础，在后续的全流程管理要素的建立中，实验室应着力针对以下几个方面进行持续建设：

· 组织；

· 人员；

· 设备和环境；

· 安全；

· 供应品及存货管理；

· 流程控制；

· 文件和记录管理；

· 事件管理；

· 持续改进；

· 评估；

· 信息系统；

· 客户服务及满意度。

针对上述关键质量要素，实验室利用质量管理程序来明确质量管理流程，并形成机制对实验室的服务质量进行持续地监控和评估。该程序涉及检测的分析前、分析中和分析后的各个过程，还规定了标准的实验室质量控制系统和质量保证程序，以求最大程度地保障实验室的检测质量，获得更准确、及时和稳定的结果，满足服务患者的要求。程序还包括人员培训和能力评估，文本的控制，内部和外部的评价，客户满意度，系统化处理事件的机制，实验数据的保密和传递的完整以及实验室持续改进的机制等内容。实验室质量管理运行图见图3-2。

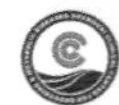

临床内分泌实验室质量管理运行图
Quality Management Operation Chart

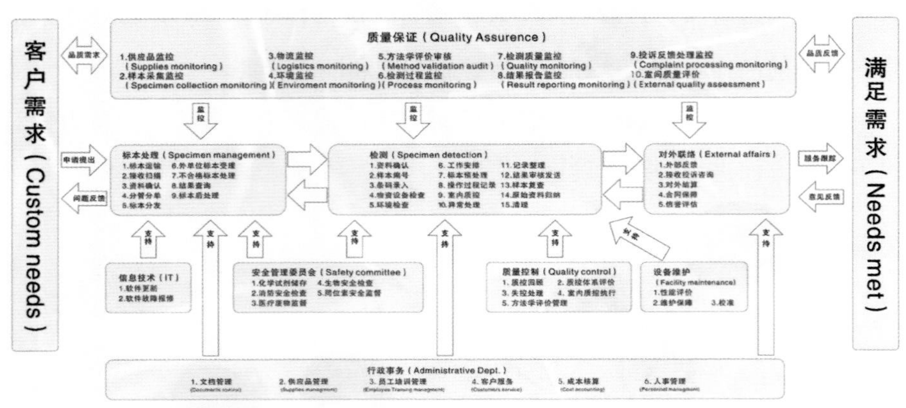

图3-2　临床内分泌实验室质量管理运行图

质量管理程序内容的制定遵循了国家或地方的相关法律法规、实验室认可机构提出的要求及国内外相关行业组织的标准，由此在内分泌体液检测领域，实验室形成了58个程序文件、108个SOP、206份表格、累计近2.4TB的原始记录。

目前实验室开展内分泌疾病相关检测项目79项，其中特色检测项目38项，近83%的项目采用全自动仪器进行检测。目前日接受标本已超过5500份，每年检测（指标）量达280万个。良好的质量管理基础是这280万个测试结果可靠的坚实保证，例如，糖尿病诊断的关键性指标——糖化血红蛋白的测定，其检测的总误差上限从2009年的9%逐渐缩小至2019年的5%，意味着借助技术的进步和质量管理水平的提高，该项目的测定结果变得更准确和精密。

认可准备工作是一段艰辛且无止境的探索路程，瑞金医院及内分泌学科给予实验室坚定的支持。2009年正式启动以来，经过近3年的磨炼，内分泌实验室从知道、理解到融入CAP，从一条规章到质量管理体系，从师生传授到人员培训和考核制度，从单纯应付检查到完善的质量预警和持续改进措施，各个环节都浸透了实验室每个人员的汗水，也见证了他们一步一个脚印的努力。自2011年9月获得了第一次CAP认可以来，接下来的10年始终延续了这一荣誉和担当。

在早期准备阶段，为了熟悉CAP的相关要求，除了自学以外，实验室团队坚持每周二学习CAP检查表。通过集思广益，将各项条款落实到位，加班至深夜是家常便饭。对于检查表上面的条条框框，虽然每个字都认识，每句话都能读懂，但是如何将其内容结合实际、真正做到提高实验室的质量和为临床提供高质量的检验结果，一直困扰着内分泌实验室人员。内分泌实验室人员为了解决这一困扰，在之后的两年中，开展了一系列的“质量之旅”。

广州金域医学检验中心有限公司是国内第一个通过CAP的第三方实验室，并且有多次CAP外审的经验。在得到去广州金域医学检验中心参观学习的机会后，内分泌实验室人员将各自负责的内容中存在的问题进行整理，期待用最短的时间得到全面的回答。

这是内分泌实验室人员当时的回忆片段：

星期一的下午我们在实验室留到很晚，尽可能地将第二天的工作做完。匆匆忙忙地赶上晚7点的飞机，直飞广州。

第二天起床，匆匆吃完早饭，就直接往金域实验室奔去。金域的实验室和想象中的不太一样，整齐且简单，到处都挂着各种表格和图示。金域实验室主任李洪波邀请内分泌实验室人员做了简单的介绍，并让各个项目分管的组长给我们分别进行详细介绍且允许提问。

开始，质量主管介绍质量管理，主要分为标本的检测前、检测中和检测后三段流程。因为是第三方实验室，所有的标本都是外送的，所以对于标本运输有着相当高的要求，并且每个标本都有两个以上的标识。每个仪器都有编号并且集中管理，有日、周、月、年保养，每个仪器都有自己的日志，小到加样枪，都是定期校准的。当然，检测前主要是仪器的保养和做质控。在质控在控的情况下，才能进行标本的检测。检测中，主要是标本的上样，金域是24h进行检测的，所以每天检测的人也是有早、中、晚班。人员的培训也相当重要，规范的培训能让检测结果具有前后一致性。检测后，即发送报告环节，如果有怀疑的结果，建议重复测定，坚决不能改结果。每年的标本检测中，他们都穿插着临检中心的标本、CAP的标本，这些室间比对的标本能够很好地保证实验结果的准确性。

金域在方法学验证方面做了很多的准备工作，主要根据EP文件对各个项目的检测限、精密度、线性、正常值、携带污染等都做了验证。他们强调，同一个项目有体液、尿液、血液等不同的标本类型，但是每一个标本类型都做了一套完整的方法学验证。尤其是对于某些激素，需要收集成年女性的月经周期，这个收集难度非常大，需要询问每一个女性的准确月经周期，才能将黄体期、排卵期和月经期等收集完成，这个工作量非常大，但是也在克服万难中完成了，让我们油然起敬。

他们甚至还有专门的安全主管来给我们介绍安全的内容，首先就是各种培训，生物安全、消防安全、化学安全、同位素安全培训和演练。各种安全设备十分齐全。例如在消防方面，有面罩、消防毯、绳子等。生物安全有不同区域的划分，分为污染区、半污染区和无污染区。各种标识十分齐全，所到之处都有安全提醒，并且桌面上也有不同颜色的条带用来区分干净区和污染区。所有的细节之处让我们十分震撼，也感受到了差距。

我们带着问题又一次参观了实验室，并且用照相机一一拍下做记录。这次参观机会十分珍贵，对于我们来说也是非常宝贵的经验。我们是幸运的，有兄弟实验室可以参考，兄弟实验室工作人员都是去美国驻扎几个月进行系统的学习；同时我们又是艰苦的，兄弟实验室对我们的帮助也是有限的，更多适合我们实验室的经验和方法还是需要我们自己去摸索。但是，可以预见的是，未来的认可准备之路充满了光明。

瑞金内分泌实验室在踏上质量建设之路后，始终秉承CAP持续改进的精神，严格遵守各级管理机构及CAP的相关技术标准，以不懈的努力为临床和患者带来高质量的服务，为瑞金内分泌代谢科和瑞金医院带来更大的荣誉。

第三节 CAP落地途径和方法探索与创新

这种“从头再来”“从无到有”的做法，很好地体现了瑞金内分泌代谢科“卓越、坚韧、创新”的科训。

一、内部格式化，从头再来

在取得CAP认可的过程中，CAP要求在很多方面和实验室当时的质量管理理念以及日常行为格格不入，甚至和原来一些操作经验、操作习惯有很大的差别。用当时的话说相当于把实验室“格式化”一下，再从头来，包括对于原来很多的常识性认知以及一些操作的步骤流程，内分泌实验室人员都有了全新认识，并全部将其推翻重来。

例如，质控品作为实验室的正式样本，与来自患者的正式样本采用同样的处理方法进行测定。质控品主要是用来做质量控制的，它经历所有的测定流程，任何影响患者样本结果的因素也会影响质控品，所以质控品测定结果的好坏可以直接作为该批次样本能否稳定检测的重要依据。有一种质控品是冻干粉。试验前，实验室人员需要对冻干粉进行复溶，这个复溶步骤以前只是要求“谁用谁来化”，复溶的步骤也很简单，工作人员拿移液器直接加点水即可。但在这个过程中可能产生很多误差，这些误差不仅是质控品本身的误差，复溶过程中，微量加样器是否经过校准、复溶的水是否新鲜、室温条件是否达到标准、样本瓶盖是否有残留、加样姿势是否正确、室温静置时间是否足够、是否颠倒混匀等都有可能引起误差。对此，CAP认可标准中对复溶质量做了严格限定，采取的方法包括将复溶的过程集中在固定的人员上，通常复溶工作由实验室质量控制员或质量保证员来承担。这些人员实践操作经验丰富，受过严格培训且遵循固定的操作流程，能够保证每次复溶的批间差异非常小。考虑到可能存在的离职、离岗情况，也不能完全固定为一个人操作。除对人员进行严格培训外，实验中所用的器具都需要经过校准，移液器也不例外。但是由于不同移液器之间的差异，以及使用磨损、维修保养、刻度调整等诸多因素的影响，实验室还是选择使用经典的玻璃定容移液器。因为玻璃材质性质稳定，不会因物理条件（如气温、气候）变化而变化，玻璃移液器的精准度明显高于实验室原来使用的可调试移液器，但这对使用者的操作规范性要求更高。实验室全部换成新的玻璃移液器后，很多人不习惯甚至不会使用，经过一段时间的学习和适应，大家明白了在新流程下质控品的质量更有保障。只有消除质控品前端的误差，才能确保其评估实验室整个检测流程的可靠性和客观性。

二、外部挑战缺少先例，从无到有

CAP认可过程更大的挑战来自外部，很多要求的标准化当时在国内还没有完全建立起来。例如，CAP认可中要求做能力验证，在2008年中国国内没有任何一家实验室或者一个中心的机构能够提供能力验证的计划。连上海市临床检验中心、原国家卫生和计划委员会临床检验中心也是在2016—2017年才开始具备相应的能力。这类似于实验室的室间质量评价，能力验证要比室间质评等次更高，其中包括很多大数据分析。还有一个专门针对能力验证提供者的认可，当时在美国只有CAP能提供。如果某实验室想要通过CAP认可，则必须参加其能力验证计划。在这个过程中，实验室需要将一个特殊医用物品进口到国内。当时上海市卫生局将此类审批职能设置在上海市医学情报研究所。由于当时需要进口该类物品的机构非常少，相关的条文规则不清晰、不规范，可以借鉴的条款也不明确，只能“摸着石头过河”，在整个过程中，上海医学情报研究所负责该项工作的人员换了三四个，新接手的工作人员都不太清楚前面的工作，瑞金内分泌实验室人员还需要反过来去告诉工作人员该怎么做。当时主管部门反馈说“这个物品是国外进口，虽然不具有传染性，但是实验室得具有生物安全实验室的资格”。瑞金内分泌实验室不是细菌实验室，也不做病毒实验，不具备生物安全实验室备案资质。但为了CAP认可，实验室人员与主管部门积极沟通，最终办理了生物安全实验室备案，CAP认可才得以继续推进。

瑞金内分泌实验室人员希望能将CAP标准一以贯之地坚持下去，因为这些标准不仅是一个国际认可要求，经过多年实践，它们在经过实验室人员的学习、吸收、改进之后，已经落实为实验室自身的一部分。

三、落地三大要领：安全、质量与培训

CAP认可过程中需要掌握三大要领：安全、质量与培训。

安全是放在首位的。质量是一个大的概念，提到质量，首先想到的是质控品，但是质量还包括从标本落地到标本处理的全过程。安全也不仅指实验室安全（如消防火种、消防安全、化学安全等），还包括患者安全、工作人员安全、样本安全等。后勤保障对安全有很大影响，如仪器设备的选用、评估、保养、维护，温湿度监控，环境监控等。

内分泌实验室把每周二下午定为培训时间，工作人员有三分之一的时间学习CAP标准。此外，CAP每年有更新的版本，实验室也需要持续地进行培训。CAP规定，实验室人员在提交认可之前必须完成两年的培训计划，这是硬性要求。当时，内分泌实验室人员根据时间进度将认可计划安排在2011年。整个培训计划包含一系列的测验，实验室必须通过很多小测验以及最后的大测验来验证实验室检测的准确性。实验室检测的准确性是前提条件。至此，内分泌实验室具备了申请CAP认证的基础条件，进入实验室的质量管理环节。

实验室有若干个质量指标，从2013年开始，CAP要求提供所有重要指标的年度报告，审查员在审查过程中希望能看到一些持续改进的结果，而且这些结果需要是数据化，而不是案例化的。这些指标从不同的路径去统计，例如，内分泌实验室人员的安全责任制度，包括内分泌实验室人员的实验室样本的安全性，差错率、样本合格率以及出现不合格样本的处置率等。关于准确度方面，主要是室间质评、质控的失控率等，此外还有评价内分泌实验室人员的临床服务指标，例如，临床的满意度、临床的投诉率以及出报告的时间。这些关键指标都会纳入内分泌实验室人员的考评。

CAP并没有特别明确的形式要求如何实施质量改进，品管圈（QCC）改善项目是质量持续改进的一个工具，其从小问题着手，设定明确的目标，对于持续改进比较小的质量问题很有效。

以下是QCC改善的一个案例。

2009年，临床内分泌实验室开始参与美国CAP实验室质量体系认可，实验室质量管理小组为解决实验室日常工作中发现的诸多质量问题投入了大量的精力和资源；同时，随着学科发展和工作量上升，新的问题在不断出现，实验室急需一些有效的质量管理工具，帮助质量管理人员发现问题、分析问题、解决问题，持续提高质量。这些需求与当时的QCC活动一拍即合，代表临床内分泌实验室的“CAP圈”就此成立（见图3-3、图3-4）。

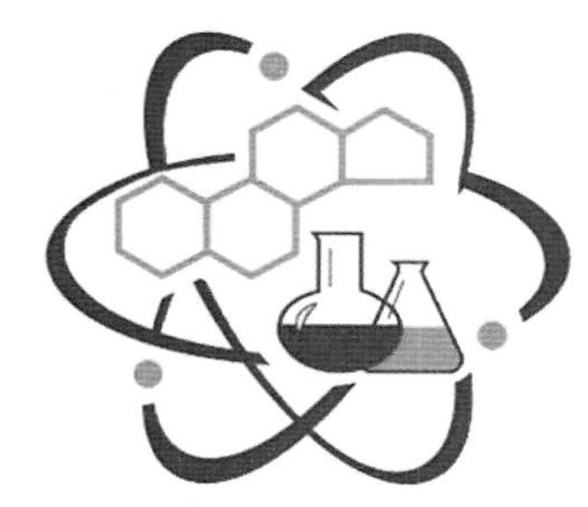

图3-3　临床内分泌实验室的“CAP圈”

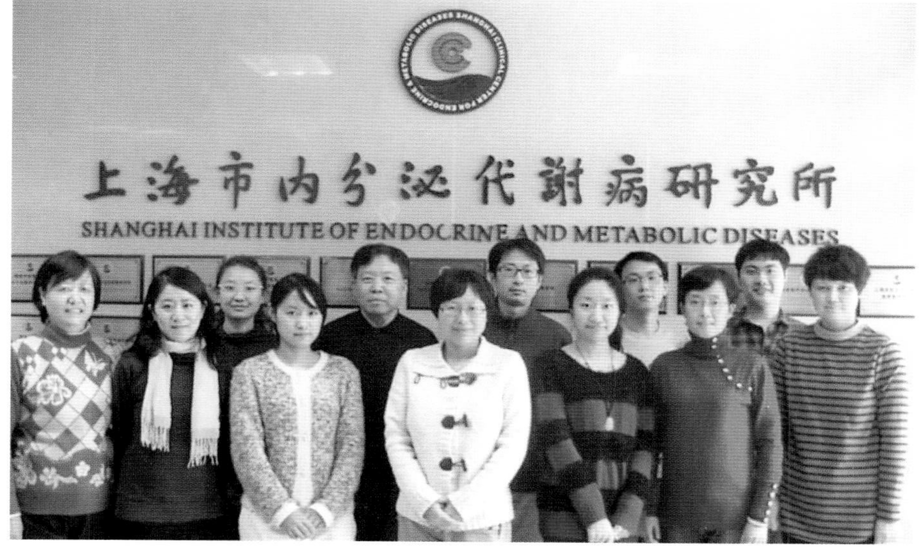

图3-4　内分泌实验室CAP的QCC团队

质量工作的起点在于找到质量问题。在有限的时间和资源面前，内分泌实验室人员如何寻找当前最为突出的质量问题呢？QCC活动为内分泌实验室人员提供了一套有效的主题选定方法。通过3次头脑风暴的会议和一系列表格的呈现，最终经过投票表决，“CAP圈”的第一次QCC活动主题确定为“缩短实验室检测项目的平均节拍时间”。

对于一个比较成熟、自动化程度较高的实验室而言，通过工作流程上的改动来缩短出报告时间一般不会有较好的效果，实验室又不可能通过降低报告的质量来满足缩短时间的要求，同时还需要考虑相关措施对实验室运行成本的影响，因此这个课题的困难程度是超出内分泌实验室人员想象的。但QCC是一套经过时间检验的、具有普适性的质量工具，通过持续地学习和尝试，内分泌实验室人员慢慢掌握了寻找问题的方法和解决问题的方向。在12位成员的同心协力下，内分泌实验室人员梳理出实验室日常检测工作的流程图（见图3–5）。

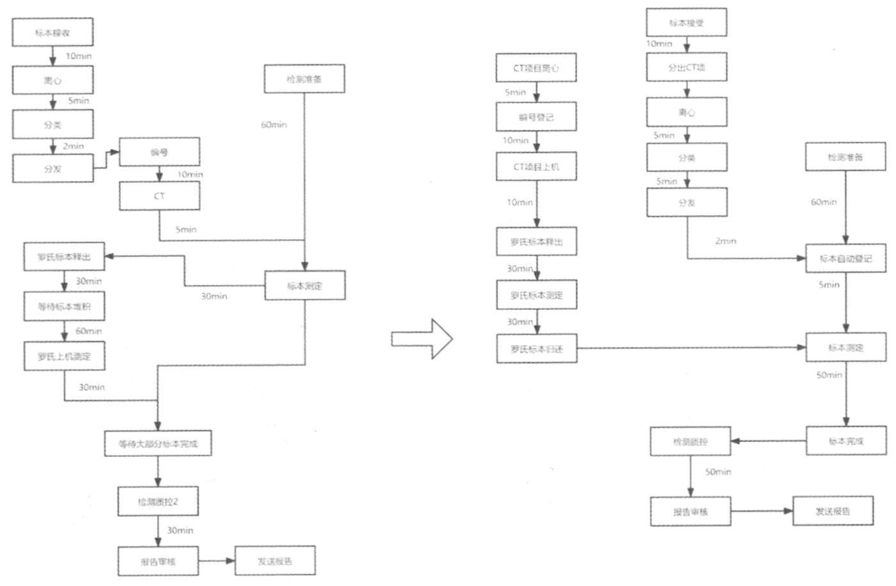

图3–5　实验室日常检测工作流程图

根据改善前的流程分析（见图3–6），完成了现状的数据收集（数据收集表），绘制了柏拉图（见图3–7），找到了导致时间拖延的主要问题点，即在该图上产生明显拐点的环节。

	总结						
	工作代号	现况		改善		差异	
		次数	时间（min）	次数	时间（min）	次数	时间（min）
	○ 作业	11	260				
	→ 搬运	0	0				
	□ 检验	2	10				
	◇ 等待	7	194—464				
	▽ 储存	0	0				

工作说明	作业 ○	搬运 →	检验 □	等待 ◇	储存 ▽	时间 min	改善要点			
							剔除	合并	重组	简化
1.仪器保养	●	→	□	◇	▽	30				
2.准备试剂	●	→	□	◇	▽	5				
3.添加试剂	●	→	□	◇	▽	5				
4.启动仪器	○	→	□	◆	▽	7				
5.准备质控	○	→	□	◆	▽	20				
6.检测质控	●	→	□	◇	▽	60				
7.判断质控结果	○	→	■	◇	▽	5				
8.样本编号	●	→	□	◇	▽	10/150 个				
9.样本登记	●	→	□	◇	▽	5/150 个				
10.处理降钙素	●	→	□	◇	▽	15				
11.标本测定	●	→	□	◇	▽	60				
12.标本释出	○	→	□	◆	▽	30				
13.等待标本堆积	○	→	□	◆	▽	60				
14.等待罗氏上机测定	○	→	□	◆	▽	2				
15.上机测定(Roche)	●	→	□	◇	▽	40				
16.等待大部分样本完成	○	→	□	◆	▽	30～300				
17.检测质控 2	○	→	□	◆	▽	45				
18.判断质控 2 结果	○	→	■	◇	▽	5				
19.报告审核	●	→	□	◇	▽	30				
20.检测结果判断	○	→	■	◇	▽					
21.发送报告	●	→	□	◇	▽					

图3-6　改善前流程图

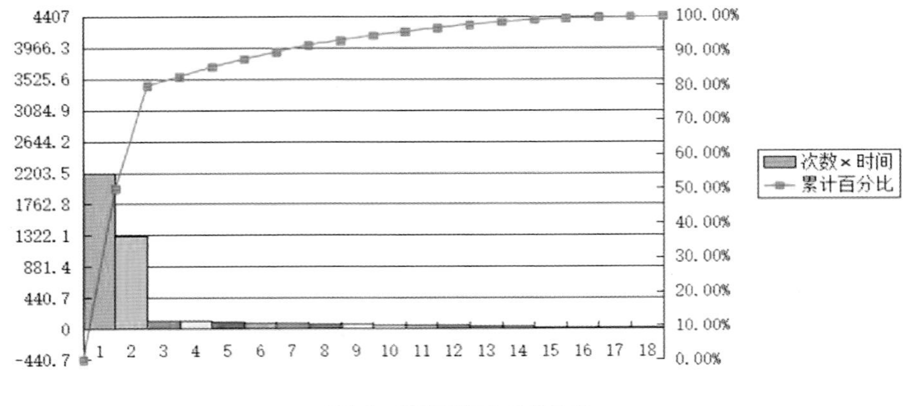

图3-7　流程问题分析柏拉图

最终发掘出影响实验室节拍（TAT）时间的两个最关键问题点：（1）标本全部测试完成后发送报告会显著延误TAT时间；（2）人工登记编号造成样本处理效率下降。

发现关键质量问题是成功的第一步，那么如何去寻找解决质量问题的方法呢？就像一次质量事故的背后有许多的质量问题一样，一个质量问题的背后也存在众多的影响因素。QCC成员经过多次讨论、实际操作模拟和事后细致分析，绘制了鱼骨图，将问题的原因进行了分类梳理（见图3-8、图3-9）。

通过对鱼骨图的推敲及讨论，内分泌实验室人员总结出了两个措施：增加报告频率和建立自动编号系统。经过数周的准备和人员、资金投入，准备工作就绪。“CAP圈”经过一系列的讨论、学习、筹备，终于实现了质量体系建立的又一次进步。

质量问题找到了，解决方案也落实了，质量改进工作就完成了吗？并没有。质量体系运营的核心就是通过“PDCA”实现对实验室运营质量的持续提升。质量改进措施开始执行之后，最重要的工作就是检查措施的实施效果，并据此评估当前质量改进措施的有效性。在完成新的系统、改进工作流程后，内分泌实验室“缩短TAT时间”究竟达到了多大的效果呢？QCC成员重新进行了流程图的绘制以及TAT时间的计算（流程改善前和改善后的TAT对比，见图3-10）。

经过检查，采取了两项改进措施后，实验室平均TAT时间缩短了45%，基本达到了QCC初期设定缩短50%的目标，可见改进是非常有效的。

质量问题是持续发生的，质量问题的解决不能有一天懈怠。既然证实了质量改进措施的有效，那么保证有效措施的持续运行就是质量改进循环的最后一步。临床内分泌实验室在CAP认可的过程中，已建立起一套非常完善的实验室文件管理系统，本次QCC活动带来的质量改进措施也很快进入了实验室SOP的修改流程中，并以最快的速度送达各位实验室工作人员的案头，供随时取阅、参考、学习和验证。

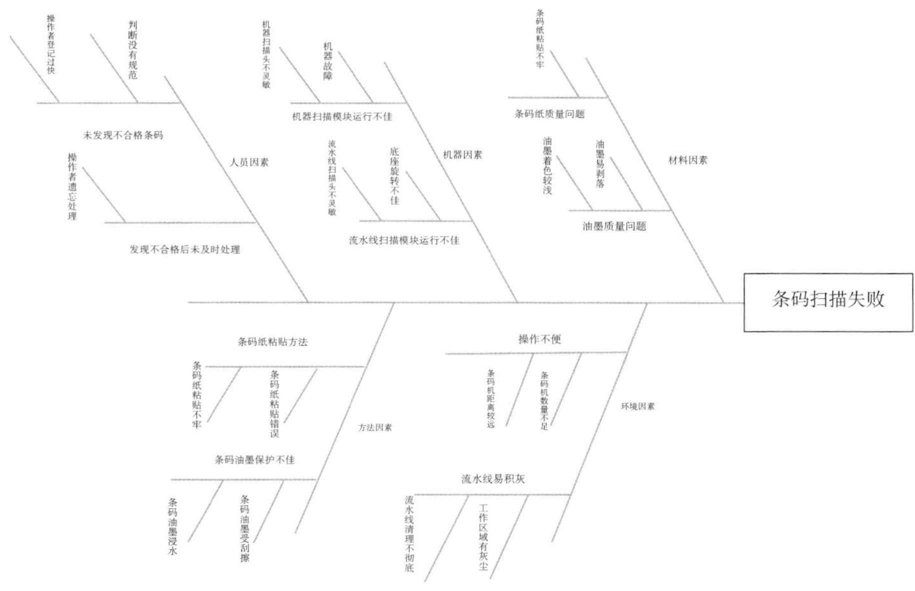

图3-8　条码扫描失败问题分析鱼骨图

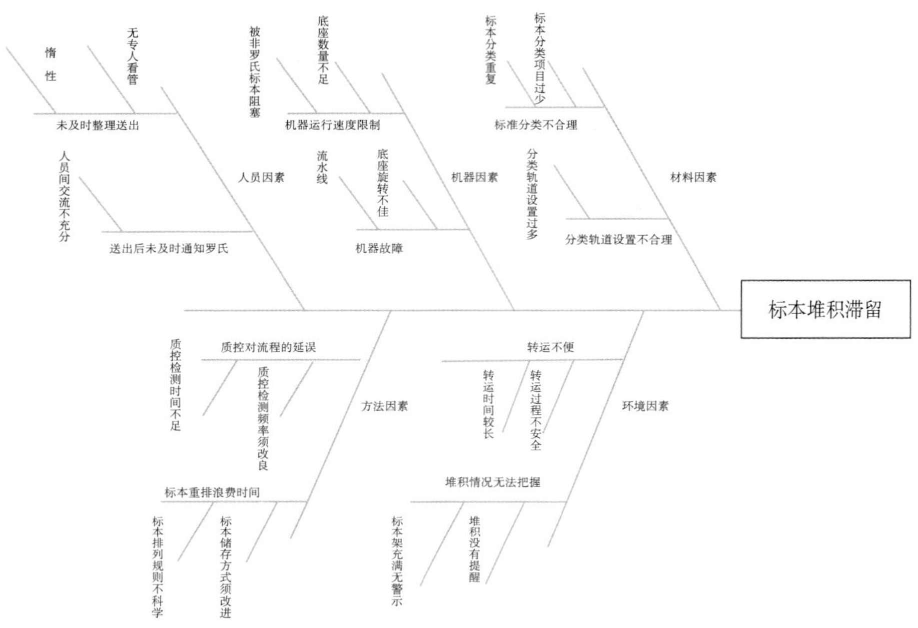

图3-9　标本堆积滞留问题分析鱼骨图

改变后					改变前			
序号	核收时间	发送时间	TAT时间		序号	核收时间	发送时间	TAT时间
1	8:28	13:23	4:55		1	8:29	16:53	8:24
2	8:35	13:23	4:48		2	9:27	16:57	7:30
3	10:22	13:23	3:01		3	10:17	16:59	6:42
4	8:30	13:23	4:53		4	8:28	16:54	8:26
5	9:30	13:23	3:53		5	9:29	16:57	7:28
6	10:24	13:23	2:59		6	10:15	16:58	6:43
7	8:33	13:23	4:50		7	8:30	16:54	8:24
8	9:26	13:23	3:57		8	9:28	16:57	7:29
9	9:36	13:23	3:47		9	10:05	16:58	6:53
10	10:23	13:23	3:00		10	11:11	17:00	5:49
平均时间	**4:00**				**平均时间**	**7:22**		
平均TAT时间缩短3h22min，缩短了45%								

图3-10　流程改善前和改善后的TAT对比

第四节
CAP本地化、SOP化及对CAP标准的增补和结合中国特色的创新与完善

一、做你所写，写你所做

CAP认可并不是机械地核对条款，错误是允许有的，但如何改善并保证这些错误不再出现是重点。对于之前内分泌实验室人员最早制定的规矩或者流程，审查员是允许改变和持续改进的，这也是其质量管理的精髓。持续改进并非将某个流程设置得越复杂越好，而是在保证实验室安全和实验室质量这两个大前提下，设置得越适用于实际、越高效越好。经过多年实践，瑞金内分泌实验室人员已经删减了很多文本，例如，不必要的表格、不必要的SOP文件，能精简就精简，能合并就合并，能删除就删除，同时，内分泌实验室人员还能保证实验室的流程得以顺利进行。例如，在做CAP之前，实验室订购试剂、领用试剂和使用试剂时没有非常详细的记录，通常是口头申请订购试剂，收到试剂后在试剂包装盒上用马克笔写上时间和编号。在学习CAP要求的过程中，实验室人员了解到试剂进入实验室首先要进行比对，确保试剂在不同批号和批次之间保持稳定，并且每天应当记录使用的试剂批号和数量。如果不是商品化的试剂盒，还需要在试剂瓶上粘贴标签，注明试剂名称、配制方法、保存条件、开瓶有效期等。根据这些要求和实验室操作习惯，实验室人员设计了一些纸质表格，用于记录试剂的采购、领用和使用流程，一旦出现质量事件需要溯源试剂时，通过查阅这些记录可以清楚地反映试剂情况，用于确认或者排除试剂原因。在其后的几年中，实验室通过纸质记录来管理试剂。随着实验室样本量的持续增加，试剂的数量和种类也不断增加，纸质表格记录逐渐跟不上管理需求，实验室在2019年又引进了试剂管理软件，通过信息化的方式管

理所有试剂的采购、领用和使用流程。每位实验室人员可以登录试剂管理软件申购试剂，实验室主任审批，试剂管理员负责跟代理商沟通库存和有效期，并通过试剂管理软件下订单，同时需要实验室主任审批订单后，再发送订单给代理商。试剂送到实验室之后，工作人员会打印出对应数量的条码，条码上印有试剂名称、批号、有效期、编号，并有一个对应的二维码，通过手持机扫描这个二维码就可以获得试剂信息。试剂管理员将条码贴在试剂盒上，同时核对数量完成试剂入库，这样购买的试剂就进入了信息化管理范围。有人需要领用试剂时，首先由管理员用手持机扫描试剂盒身的二维码，管理员和领用人再分别输入工号及密码确认出库。软件会详细记录下试剂盒的每一次状态改变涉及的人员和时间，同时更新库存中试剂的数量。

CAP的一个原则就是“做你所写，写你所做”，所以在执行上很少会有和实际脱节的内容，也不会有不适应实际操作的内容，怎么做就怎么写，最简单的操作也要写下来，同时，写下的内容必须照做，这样CAP条款要求才能落地，这种方式也更能被实验室人员所接受，因为这些内容都是他们自己写的。

当内分泌实验室人员修改一个流程或者一个方法时需要获得谁的认可呢？这在实验室文本管理体系里有明确的标准。如果需要变更、废止或者新增一个流程，首先需要申请，申请之后大家讨论，讨论之后获得批准。然后进入流程的修改、审核、批准和实际执行。在全部执行过程中，相关人员都必须将更新的文件学习一遍，学习之后才能开始应用。应用之后新文件起用日期和旧文件废止日期必须衔接得上，废止的这些文件也必须经过批准之后才能被保存，且必须保存两年。CAP要求历史的文件必须保存两年，不管是纸质的还是电子版的，保存期限一过就要去销毁，销毁并不是随便一扔，也有相应流程需要批准。

除此以外，CAP相应的标准每年都有更新，有些是措辞的更新，有些是根本性的更新。例如，方法验证的标准会更新，包括很多概念也会更新，原来的分析测量范围（AMR），与临床可报告范围有冲突，于是从2017年开始AMR的概念已经逐步被淡化了，全部被临床可报告范围所替代；以前的质量管理计划，内分泌实验室人员都是用经典的规则，从2019年开始已经逐步有个性化质量控制计划（IQCP）的概念，这些概念是随着CAP总部对质量管理更深的理解而升级。作为被认可机构，可以选择使用，也可以选择不用，很多规定并不是强制性的。从2008年开始，我国开始落地对实验室质量管理的强制认证管理，并出台了很多规定，包括上海市的《临床实验室检验管理办法》，原卫生部也有很多相关的临床实验室管理办法,直到2011年开始推行中国合格评定国家认可委员会（CNAS）的实验室认可。有外部环境要求内分泌实验室人员去改变，有内部的流程需要内分泌实验室人员去改进，内外结合之后，实验室的SOP、流程都依据相应的规程在持续改进。

二、自动化、信息化与智能化

随着时代的发展，内分泌实验室人员工作上逐渐从“手工”变成“半自动”，再变成“全自动”，同时，对于结果的统计判断以及对整个实验室的管理，内分泌实验室人员还要逐步实现智能化。这些发展并不是为求新，而是为了更好地进行质量管理。

20世纪80年代，内分泌实验室人员做甲状腺激素测定，需要测患者血液中的碘离子含量，现在，实验室可以对患者激素的化学结构进行定量和质谱分析，采用分子生物学细胞核领域内的基因技术。进行CAP认可后，临床交流过程中不良的反馈信息越来越少。同时，内分泌实验室也实现自动化、信息化、智能化的结合，样本量逐年增加。工作量的增加并没有带来内分泌实验室人员的增加，这也得益于自动化与信息化。

内分泌实验室人员以前在临床检测是“一双手、一把枪”，现在更多的是靠自动化平台。自动化比手工有明显的优势，例如，在化验过程中需要量取0.5mL的液体，手工操作可能是0.51mL或者0.49mL，很难保证精确的0.5mL，而机械自动化的精确程度明显提高。仅有自动化不够，还需要信息化的手段辅助，医生开具化验单，就会形成针对标本的唯一条形码，标本上机测定基本不需要人工参与，检测仪器自动识别，自动分类，自动吸样，自动检测，自动分析结果，并形成显示在屏幕上的报告，然后自动审核报告，自动传输，医师就能实时看到报告结果，整个过程高效、严谨、规范、可控。

临床要求越来越高，未来实验室更倾向于多维度发展，包括技术维度、项目维度。例如，个体医疗、精准医疗都不仅局限于某一个数据、某一种方法或者某一个途径，而是多个维度的结合，实验室就需要一些谱系的大数据，对疾病有比较透彻的、多维度的、全面的诊断和了解，这给实验室未来技术平台发展提出了明确目标。内分泌实验室从几年前，就已经不断有新的技术平台引入，这些都要纳入一个规范的质量管理体系中。随着技术平台升级，质量管理的体系也相应升级，所涉及的领域也越来越多，原来内分泌实验室人员可能只涉及生化、免疫及一些常规的领域，现在还会涉及生物样本库、基因检测等方面。此外，方法上也有很大改进，包括一些基于大数据的分析结果，以及很多质控手段会更多地依赖于数字化、信息化的处理方法。实验室安全与质量是管理基础，要求都不会变，更多的是内分泌实验室人员的质量控制方法，通过引入更多的类似QCC的方法，来更好地运转质量管理体系。

第五节 CAP在内分泌质量发展中的支撑作用

达到了CAP要求的标准，这对于内分泌实验室甚至整个内分泌学科来说，都是一个很大的鼓舞。对于一个非常倚重实验室检测的学科来说，这样高标准的实验室，对增强学科信心是有极大帮助的。例如，对于一些特殊病例案例的处理，从质量的角度来看，实验室都拥有话语权。内分泌实验室达到这样的标准，也可以持续帮助内分泌学科进一步发展。

2020年11月，内分泌实验室搬迁至新的实验大楼，更大的场地提供了更大的发展平台。在这里，新增了分子生物学实验室和质谱实验室，更全面地拓展了检测的领域和技术平台，同时也新增了多项诊断项目。常规实验室有了全新的自动化流水线，实现了自动化、信息化、智能化样本检测，能够更快速、更准确地为患者服务。为配合内分泌研究所样本库的建立，配备了全自动机器人手臂，实现了全自动获取流水线样本并自动分装和储存。

随着新项目、新技术的引入，实验室检测项目和数量日益增多，技术平台的多样化、实验方法的智能化和质控数据的精确化，导致每日会产生几千兆字节的原始数据，由此引发了一个突出问题——大数据量和实时分析处理能力之间的矛盾。内分泌实验室人员的质量管理手段从原来的平面化流程管理上升至硬件和软件、显性和隐性、可视化和非可视化、意识流和信息流多方交织、相互关联影响的多维度质量管理体系，并借助大数据分析来加以实施和操作，成功地将IT系统引入实验室业务管理中。

自动化、信息化与智能化，通过技术维度与质量管理维度可以更有效地支撑学科发展。

本章小结

青出于蓝而胜于蓝，这是对瑞金内分泌实验室CAP认可工作的最好总结。从当初觉得高不可攀到后面逐步理解甚至接纳，然后到获得认可，再到后来的自我改进、自成体系和与CAP互融互通，实验室收获颇丰：

（1）实现了部分能力认可方法创新，在部分项目没有现成规范的能力验证条件下，创新开发验证方法，并得到了CAP的认可。

（2）引领了科室管理方法的创新和提升，在体系要求的引领下，创新实现了样品温度管控等一系列管理方法。通过实验室认可，提升了实验数据的可信性，有效地支持了三位一体的创新研究体系。

（3）通过CAP认可，科研数据和成果获得了国际认可，为内分泌成果在世界内共享提供了支持。

内分泌实验室将以数据可信性为核心，以满足三位一体的创新研究体系和诊治体系需求为目标，动态把控变更，并持续进行CAP体系维护和升级，从而为瑞金内分泌代谢科的持续发展提供支撑。

04

CHAPTER

第四章

标准化与创新有机协同，质量管理落地开花

标准与创新的有机协同，构成了瑞金内分泌持续提升的良性发展生态体系。

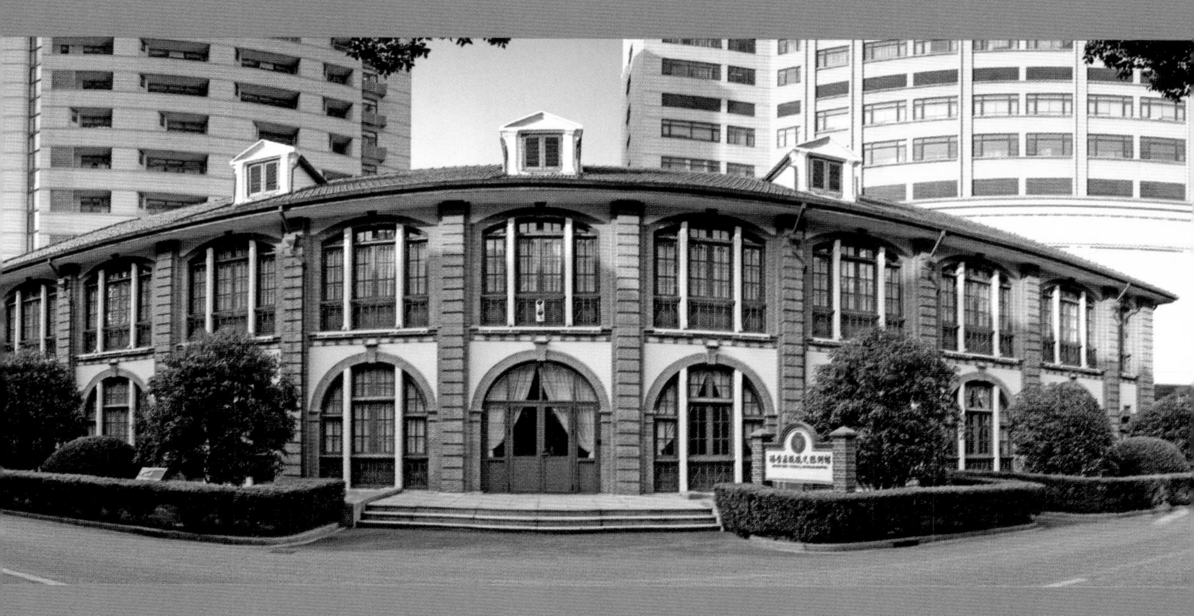

宁光院士指出，由于疾病的差异性，医疗服务标准化极为困难，目前还是以各有千秋的个体化为主。但从质量管理和效率角度，医疗服务又要努力标准化，从而实现高标准的质量管理。在追求标准化的过程中，医院还要注意标准化可能抑制个体化和个性发展，甚至妨碍创新。

瑞金内分泌代谢科在不断实践中探索出了适合自身发展的螺旋提升生态体系。

首先是三位一体的创新研究体系，包含临床研究、基础研究和流行病学研究，在实验室标准化体系的支持下，研究对象可以直接面向领域内的共性和痛点问题、临床上的常见和难点问题，进而快速取得非常显著的成果；其次是针对研究成果制定、实施标准化规范，从而保证不同的医生、医院和地区都可以执行同一个规范，以获得稳定的结果；最后是在体系化的SOP基础上，创建国家标准化代谢性疾病管理中心（MMC），结合系统性和标准化的培训体系、质控体系，形成面向全国的慢性病诊治网络，取得显著的社会效益。

在三位一体的创新研究体系落地执行中，瑞金内分泌代谢科总结和遵循包括技术规范标准以及工作流程标准化、标准要求表单化、表单计算机信息化、知识人工智能化的要求。标准化与创新的有机结合是瑞金慢性疾病防治体系成功核心方法论。MMC是创新和SOP体系建设的集大成者，也是新的创新和标准化需求的来源。因此，MMC成为一个总体引导瑞金内分泌代谢科螺旋发展、不断前进的内在动力。

第一节
SOP化是组织效率和质量保证的基本手段

“没有标准就制定标准。”这是瑞金内分泌代谢科第一任所长邝安堃教授在实际工作中获得的领悟。邝安堃教授和他的弟子们先后诊断了原醛症患者200例，这成为瑞金内分泌代谢科标准化的开始。在后来的发展中，瑞金内分泌人对标准化有了新的思考和认识，首先基于科学真实的数据进行研究，再通过研究成果慢慢在国际上发出中国声音，逐步将这些标准化在全世界推广。因此，标准化的理念成为瑞金内分泌代谢科的内在要求。

一、瑞金内分泌标准化体系的实践与发展

瑞金内分泌人有一个共识：为什么要写SOP？就是希望即使临时换一个医生，也能保证他仍旧按照一个统一的标准操作，同时也能避免因为不熟悉流程或不规范管理而造成的误差或者偏差。看病应该是个体化的，但宁院长一直有一句话：“没有制度化、没有规范化那也不叫个体化，那叫随意化，必须遵循一定的规则，来保证基本的效率和质量，然后才是针对个体患者的个性化方案。”

SOP就是将标准操作步骤和要求以统一的格式描述出来，用来指导和规范日常的工作。SOP作为一种工作规范，已经在工业、管理和服务业推广很久，很多组织也编制了自己的SOP体系，但在实际使用中，效果却呈现出巨大的差异。有的组织在SOP体系加持下，取得长足进展，但有的组织文件和操作是割裂的，SOP无法真正指导和规范实际工作。产生差异的原因体现在SOP的编制基础、培训体系、落地执行与持续维护等方面。

首先，在SOP内涵方面，SOP是组织目前最佳实践的记录和梳理，它是组织知识、流程、操作中的沉淀。也就是说，SOP是组织综合能力的外

化，每一个SOP都是前人的智慧结晶。如果一个组织缺少综合能力积累，其SOP体系只能是管中窥豹，必然无法取得预期的效果。

其次，在SOP编制方面，必须坚持以实际操作人员为核心，以操作流程为主线，将操作中的知识与技能要求、关键控制点、质控点进行细化和量化，进而形成规范化、标准化、透明化、可量化的工作体系。这样在SOP体系的加持下，组织可以降低人员差异的影响、有效保证质量、提高组织效率。

再次，在SOP落地方面，必须坚持培训和执行监控并重的策略。在SOP中明确了执行所需的技术和技能，这就可以明确人员培训的方向和目标，因此培训体系必须与SOP匹配，这样才能确保SOP的可执行性。另外，在SOP中有明确的流程关键点和质控点，因此需要通过SOP执行记录以对过程进行有效的评估和监管。

最后，在SOP体系维护方面，必须清晰地认识到，随着业务的开展，新的知识、流程、经验会不断产生，需要将其及时纳入SOP中。因此，SOP体系是组织系统中的一个个节点，不断地将组织的能力融入其中，推动组织持续的螺旋提升。

SOP体系贯穿了瑞金内分泌代谢科临床和科研工作全过程。瑞金内分泌代谢科以492个SOP为核心建立的MMC成为SOP体系在瑞金内分泌代谢科发展的一个阶段性巅峰，并成为有效提升研发效率和质量的基本方法。

二、瑞金内分泌代谢科标准化的分类与特点

（一）瑞金内分泌代谢科SOP体系的分类与特点

目前，瑞金内分泌代谢科的SOP体系建设已经涵盖内分泌实验室、流调、临床、科研、管理，并且建立了MMC。根据各业务的特点和需求，SOP模板也做了相应的调整，以更好地为业务服务，SOP体系建设情况见表4–1。

表4-1 瑞金内分泌代谢科SOP体系建设情况

序号	业务方向	SOP体系特点	SOP数量
1	实验室：涵盖内分泌所有实验室和所有检验操作	· 相关操作遵循的规范标准 · 样品管理标准、操作环境、设备要求和设备使用前状态确认标准 · 实验操作流程、关键点 · 过程数据记录与管理要求 · 人员技能和认可要求	以一份质量手册为核心、以58份程序文件为骨干、以106个SOP为指导，以206份记录文件为依据的标准体系
2	流调工作：涵盖流调数据采集、样本采集、样本储运、样本库管理、数据平台、质控等全过程	· 访谈和样本采集类SOP包含标准记录表单 · 实施单位的资质要求 · 样本的储运要求 · 数据记录标准	400余个SOP，60项规范化表格，12个协同工作平台
3	临床工作：涵盖门诊、诊断、手术、标本管理、随访等全过程	· 标准操作流程 · 诊断判定标准 · 患者状态、饮食要求 · 过程记录与管理标准 · 诊断过程常见问题及回答（FAQ）内容 · 患者知情与签字标准	—
4	科研工作：SOP体系已经涵盖	· 操作所遵循的规范 · 样本采样和保管要求 · 检测要求传递 · 标准流程要求 · 数据记录与保存规范	—
5	管理工作：SOP已经涵盖MMC所有管理工作、内分泌日常管理工作	· 工作流程 · 工作关键点与质量标准 · 跨流程和跨部门的工作交接标准 · 过程资料和数据管理标准	—

这些SOP已经深入各类操作的细节，成为确保过程质量的基础保障。

（二）瑞金内分泌代谢科SOP体系运维管理实践

为了确保SOP体系的有效性，瑞金内分泌代谢科SOP体系的发展一直遵循三部曲（见图4-1）：

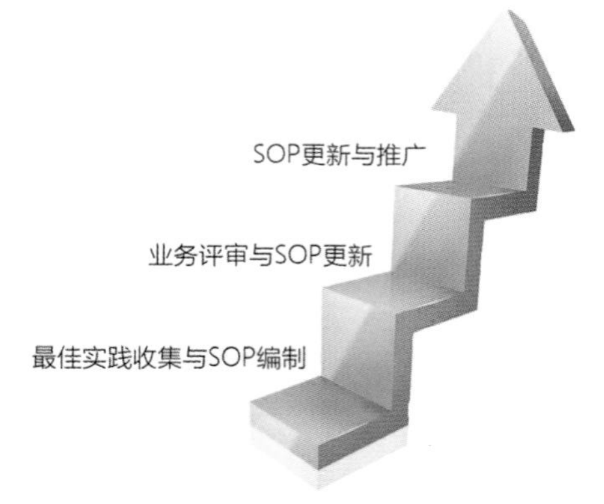

图 4-1 瑞金内分泌代谢科SOP体系运维模型

首先，收集目前业务流程和操作的最佳实践，编制SOP文件，并进行SOP文件的版本管控、发布、培训和执行质控，确保新版本的SOP可以顺利落地执行；

其次，根据每个SOP的分类和使用范围，定期或不定期对SOP使用的业务流程、技术和规范进行修订，对使用效果等进行评估，对SOP文件中的变动点进行识别，并对SOP进行相应的修订，生成新版的SOP文件；

最后，对新版的SOP文件进行管控、发布、培训和执行质控，形成SOP体系运维的闭环。

在SOP管理层面，瑞金内分泌代谢科将SOP体系的管理纳入日常管理中，编制了SOP质控规范，并且将管理责任多级分解，落实到各业务负责人。

通过这个闭环运维体系，将业务流程、技术规范、操作规范、设备更新等变更因素更新到SOP体系中，从而确保SOP体系与实际操作不会出现“两层皮”的问题，避免因SOP体系无法落地执行而导致SOP体系流于形式。

以原醛症的分型诊断为例，原来的双侧肾上腺静脉采血（AVS）方法是有创操作，同时，由于AVS实施技术难度限制，导致很多基层医院无法实现这一技术。瑞金内分泌代谢科从临床需要和患者需求出发，开发出了促肾上腺皮质激素（ACTH）兴奋试验评估肾上腺皮质的醛固酮分泌方法。

这一方法不仅实现了无创检测，而且降低了实施技术难度，成为新的检测手段。此外，激素的半衰期要求运输过程完善，否则其容易降解。宁光院士带领团队在细节和规范上追溯样本储存过程，发现冷链运输过程中必须一直保持在4℃，根据这个结果对样本储运SOP进行了修订。但后来发现实验室检验结果还是有波动。经过再次追溯，发现样本不能直接放在冰上，需要通过另外的容器做隔离，于是对样本储运SOP再次修订。修订后的SOP执行后，肾上腺疾病的诊断率大大提高。

（三）MMC标准化实践

作为内分泌SOP体系的集大成者，MMC是基于各业务的SOP体系建立的。目前在专家委员会的指导下，代谢中心的运行共有 492 个 SOP，涵盖8项核心技术研发代谢性疾病诊疗新方案（人体代谢舱技术、面条标准餐技术、肠道益生菌诊治糖尿病及肥胖研究新技术、1型糖尿病及干细胞移植治疗新技术、糖尿病足多学科临床诊治新技术、糖尿病流行病学研究技术、甲状腺结节良恶性遗传分析技术、甲状腺相关性疾病“糖皮质激素周期治疗”方案）。从项目立项、标准建设、验收培训、随访流程、血样采集、治疗路径到质量控制，每一个步骤都有严苛的标准。同时通过认证官、督导官、巡查员等不同层级的督导制度，形成环环相扣的督导流程来监督中心的日常运行和督导组的内部工作。这些制度的建立，使代谢中心的临床操作真正做到了有章可循、有据可依、规范一致。

1. 标准外观

统一MMC标准外观建设（见图4-2），采用统一的颜色和LOGO设计，让患者能清晰识别MMC门诊。

2. 标准布局

患者登录区、门诊诊室、检测区、患教区和信息登录区布局合理，满足MMC业务需要（见图4-3）。

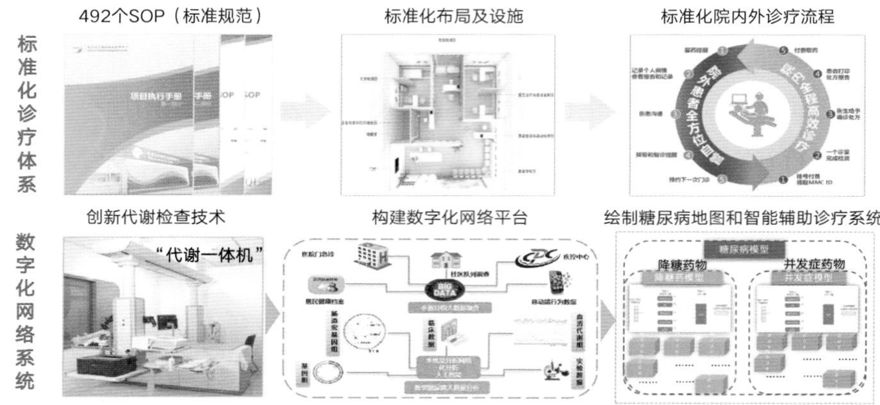

图4-2　MMC统一化的外观设计体系

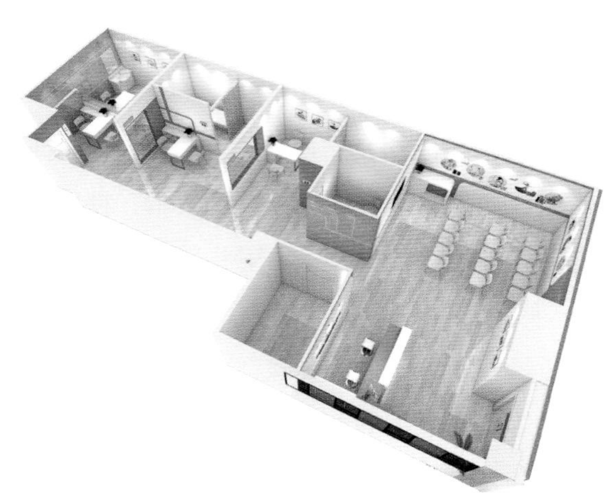

图4-3　MMC标准化的科室布局图

3. 专职人员

提供独立人员支持，有条件的增配专职医务人员和管理人员，辅助科室和相关临床科室医技人员。

4. 软硬件设施

按照项目手册的标准，配置MMC标准化设备统一的软件平台和院外管理App。

5. 网络连接

建设MMC专用局域网，保证MMC中心业务开展，建设外网与其他分中心和总中心联通。

6. 培训质量SOP体系

包括开诊前线上培训、开诊前线下参观培训流程、开诊前考核流程和开诊后标准化培训等全过程质量培训SOP。

（1）开诊前线上培训流程

各分中心加入MMC 2周内，负责医师和负责护士用手机或者电脑登录培训平台，随时可以通过电脑或手机在线查看MMC的培训课程。各分中心在规定时间内学习完毕后可参加统一的瑞金直播答疑培训。MMC标准培训流程见图4–4。

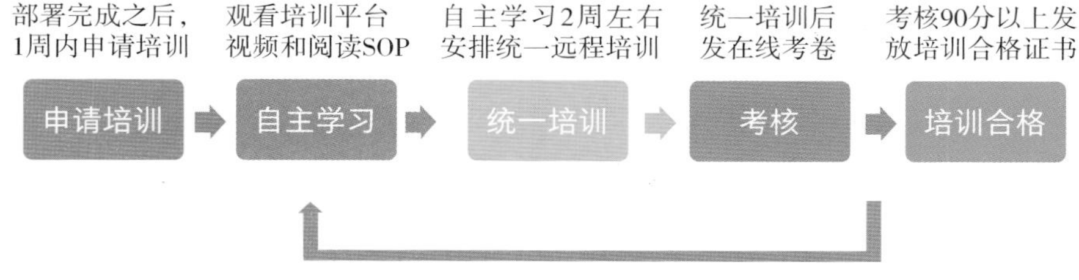

图4–4 MMC标准培训流程

（2）开诊前线下参观培训流程

线上培训学习的同时，可报名安排就近在优秀示范/省级中心参加线下培训学习，学习内容以实际操作为主，理论结合实际。

（3）开诊前分层次、分岗位、定期更新培训内容

①MMC概述，包括如何向患者介绍MMC、如何提高门诊患者加入MMC比例、MMC人员要求、MMC工具介绍等。

②核心SOP，包括MMC随访要求SOP、MMC血样管理SOP、2型糖尿病治疗SOP等。

③MMC院内系统，包括护士前台处院内系统使用、问卷登记处院内系统使用、血样管理处院内系统使用、质控管理处院内系统使用等。

④MMC院外系统，包括MMC医家App及微信公众号、MMC管家App及微信公众号。

⑤MMC并发症检测操作，包括动脉硬化检测操作、内脏脂肪检测操作、3种眼底相机操作、糖尿病周围神经病变（DPN）检测操作等。

（4）开诊前考核流程

全员学习完相关课程，每周定期组织线上答疑考核，待考核通过之后，出具培训考核证明。

（5）开诊后标准化培训（线上+线下一体化培训）

①开诊后线上培训

常见运行问题答疑、优秀中心经验分享、代谢疾病前沿知识分享等。

②开诊后质控组线下现场培训指导流程

考核通过正式开诊1周内联系科主任或主要负责医生进行首次督导，督导官首次督导之后的1周以内巡查员到医院现场进行流程培训，包括MMC硬件培训、MMC软件平台培训、MMC随访要求SOP、MMC治疗包SOP、血样等质控SOP要点解析，目的是使各MMC分中心理解并掌握MMC各个SOP，从而确保各中心运行的规范性和标准性。

截至2022年1月，全国共有近1500家医院加入MMC，覆盖全国31个省（自治区、直辖市），管理超200万糖尿病患者。在MMC模式下，医生、患者、医院和社会均获益，不仅提高了疾病控制率、患者就医体验和满意度，还提高了医院运营效率，减轻了慢性并发症的社会负担，推动了社会医疗模式改革。

随着MMC在全国的推广，MMC已经取得显著的管理成效，糖化血红蛋白及代谢指标综合达标率得到显著提升，其中，糖化血红蛋白达标率（HbA1c＜7%）从基线 18.65% 提升至 45.46%，代谢指标的综合达标率从基线 6.20% 提升至 17.94%，达到国际先进水平。这也就意味着，由糖尿病导致的血管、眼、肾、足等多个器官的并发症将大幅减少，相应的致残、致死率也会降低。

通过整个SOP体系持续升级和优化，并和培训体系、质控体系联动，确保整个SOP体系的有效性以及螺旋提升和进化，从而进一步提高内分泌研究和临床诊疗过程的效率和有效性，形成一个良性循环、相互促进的生态体系。

第二节 科研工作的标准化实践与发展

一、创新和SOP体系是双轮驱动生态体系的主体

SOP体系是组织综合能力的外化，创新是组织综合能力持续提升的来源。瑞金内分泌代谢科将科研赋能临床，从临床发现问题，用研究解决问题，探究发病机制，开展新技术，以更敏感、更先进、更可靠、更实用的方法，提高疾病诊断率和治愈率，造福于患者，真正实现医学转化的理念，这是瑞金内分泌代谢科研创新工作的出发点和目的。

通过SOP体系确保组织效率和过程质量，通过创新来持续提升组织综合能力。在内分泌螺旋提升过程中，创新是驱动力，SOP体系是螺旋提升节点，创新和SOP体系构成了瑞金内分泌代谢科的双轮驱动生态体系。

创新是引领瑞金内分泌代谢科高质量发展的“方向舵”。作为领域领头羊的瑞金内分泌，必须抓住创新以取得更大的成绩。只有依靠创新，才能放大要素效应，催生高质量发展的新着力点，实现更高水平的内涵型发展。

创新是推动瑞金内分泌代谢科高质量发展的“动力源”。只有坚持不断创新，不断丰富、健全发展体制机制，才能充分激发瑞金内分泌活力，突出病患引领、科技引领、人才引领三大基本策略，引导内分泌研究持续发展。

创新是保障瑞金内分泌代谢科高质量发展的“稳定器”。只有不断坚持自主创新，才能将发展的主动权牢牢握在自己手中，稳步扩展发展空间，不断提升发展动力，从而确保瑞金内分泌代谢科基业长青。

在上述指导思想的引导下，瑞金内分泌代谢科逐步建立了可靠的临床研究标准流程和信息化质控管理系统，保障研究结果可转化为诊断新技术和治疗新方案，优化临床管理路径，实现疾病精准治疗的创新体系。整体的创新体系凸显了系统规划、整体攻关、瞄准行业难点、三位一体的有机互动的特色。

二、瑞金内分泌代谢科创新发展实践

瑞金内分泌代谢科的科研立足于社会和临床需求，持续开创新的研究领域，面向精准化诊疗、慢性疾病大型流调开展工作，同时秉承“瑞金经验，世界共享”的理念，积极参与行业指南、规范标准编制与发布、开展行业内推广，并实现与瑞金SOP体系的联动，将创新成果纳入SOP体系中，实现瑞金内分泌代谢科生态体系的螺旋提升。

（一）肠道菌群创新研究

肠道菌群已经被证实与肥胖症、糖尿病等多种慢性疾病存在相关性，也是很多药物的靶点，因此，肠道菌群研究是近年来慢性疾病有效防控新策略和新方法探索的前沿热点。瑞金内分泌代谢科近几年深入开展慢性非传染性疾病的肠道共生菌研究，目前已积累了近万人粪便生物样本库，揭示了中国青少年肥胖人群肠道菌群特征，阐明了多形拟杆菌改善肥胖的作用和具体机制；证明了潜在益生菌阿克曼氏菌株降低宿主脂肪堆积、改善胰岛素抵抗的作用机制，实现了肠道菌群关联研究到因果机制的突破；原创性地发现了肠道菌群驱动糖尿病性别差异，揭示了雄激素–肠道菌群–氨基酸代谢途径调节胰岛素抵抗、糖代谢机制，提出了雄激素–菌群轴介导糖代谢性别差异的新观点，为认知糖尿病发生过程中男、女性别间不同的病理生理基础、缓解男性高代谢风险提供了新的思路和靶点。

在临床干预方面，从肠道菌群组成切入，发现了不同肠型患者糖尿病口服降糖药治疗效果不同，提出了肠道菌群可作为精准降糖治疗的重要指标；优选了益生菌新配方，提出了小檗碱联合益生菌重塑肠道微生态降糖、降脂新方案；为进一步推动益生菌的开发与临床转化，建立了高质量、配套完善的模式细菌功能研究平台。

（二）垂体–肾上腺创新研究

垂体和肾上腺分泌人体重要的内分泌激素，调节人体糖代谢、水盐代谢、肌肉代谢、蛋白质代谢、脂质代谢、血压水平等，是各类慢性疾病预防和诊治的关键点之一，也是瑞金内分泌的重点研究和应用领域。

1. 嗜铬细胞瘤的诊断

在嗜铬细胞瘤的诊断方向，瑞金内分泌代谢科聚焦于不断改进创新儿茶酚胺激素检测方法、提升嗜铬细胞瘤诊断准确率。嗜铬细胞瘤/副神经节瘤的诊断主要依赖生化检查中发现体液中过多的儿茶酚胺激素，包括肾上腺素、去甲肾上腺素和多巴胺及代谢产物。以前，国内临床上常用的指标如血、尿儿茶酚胺、3甲基–4羟苦杏仁酸等，均缺乏足够的敏感性和特异性。与儿茶酚胺等传统指标相比，间甲肾上腺素类物质（MNs）作为儿茶酚胺的代谢产物，具有半衰期较长、不易产生波动、受药物影响小的优点，且MNs的浓度不受儿茶酚胺分泌短期变化的影响。基于这些优点，MNs对嗜铬细胞瘤具有优于直接测定儿茶酚胺激素的诊断价值。近年来，临床上运用高效液相色谱法（HPLC）测定血或尿中的MNs显著提高了诊断符合率。对于无症状、血压正常的肾上腺意外瘤，血MNs升高是提供诊断证据的唯一生化结果。血浆MNs在诊断散发性或家族性嗜铬细胞瘤上，其敏感性均优于其他生化试验，尤其对散发嗜铬组织来源肿瘤的诊断敏感性和特异性分别可达到97%和96%，这为肿瘤体积较小、分泌儿茶酚胺量少的患者，在症状和体征出现前，提供了早期诊断的可能。

瑞金医院诊断嗜铬细胞瘤的生化检查手段分为3个阶段，体现了不断追求质量创新的要求：

（1）1978—2003年，主要测定24h尿肾上腺素，其诊断符合率为87.2%。

（2）1999—2006年，测定24h尿肾上腺素、24h尿去甲肾上腺素、24h尿多巴胺，其诊断符合率提升至92.4%。

（3）2003—2006年，开始建立高效液相色谱法（HPLC）测定MNs，初期诊断符合率为94.4%。进一步建立MNs正常值。

（4）MNs正常值：对400例正常人进行了MNs测定，获得正常值（MN：8~72pg/mL；NMN：10~112pg/mL）。

（5）临床验证、应用与标准化：对35000余例临床疑似嗜铬细胞瘤患者进行MNs测定，并与病理诊断对照，诊断符合率97%。结合核素显像诊断符合率接近100%，解决了诊断难题。本成果已经纳入SOP体系中，并推广为国内标准诊断方案。

2. 原醛症的分型诊断

在原醛症的分型诊断方面，瑞金内分泌代谢科不仅实现了肾上腺静脉取血术（AVS）的标准化，同时，针对AVS对患者机体产生创伤、因技术制约在基层医院推广难等问题，创新实施了原醛症无创分型诊断技术。

原醛症是内分泌高血压最常见的病因，原醛症高血压患者约占高血压人群的10%，它是由于肾上腺皮质分泌过量的醛固酮，导致体内潴钠排钾、血容量增多，肾上腺–血管紧张素系统活性受抑制。利用双侧AVS检查明确原醛症有无优势分泌对治疗方案的选择至关重要，原醛症中几乎所有醛固酮瘤经手术治疗后原醛症得到治愈，而特醛症患者需要长期药物治疗。决定采取两种截然不同治疗方案的，就是双侧AVS。AVS目前被认为是原醛症分型与定位诊断的“金标准”。该技术在数字减影血管造影（DSA）导管室完成，将导管分别送入双侧AVS，检测两侧肾上腺醛固酮水平，明确是否存在优势分泌，进而决定治疗方案。瑞金内分泌代谢科在国内建立AVS对原醛症进行分型诊断，并建立系统的操作规范流程，确保采血结果的准确性，迄今为止完成1100例，成功率达90%，使分型诊断的符合率准确率从76.7%升至93.3%，手术完全缓解率达95.8%。

虽然双侧AVS具有很大的临床意义，但分段采血技术是有创操作，即对机体有一定的创伤。同时，由于技术难度的限制，很多基层医院无法实现这一技术。从临床需要和患者需求出发，瑞金内分泌再一次做出临床创新，提出ACTH兴奋试验评估肾上腺皮质的醛固酮分泌能力，提出120min醛固酮＞77.9ng/dL诊断原醛症单侧病变，敏感性76.8%，特异性87.2%，阳性预测率89.6%，实现原醛症无创分型诊断。

3. 库欣综合征体征的评估创新

库欣综合征是由于内源性皮质醇增多引起的一种疾病，可导致蛋白质、脂肪、血糖、电解质紊乱。因为皮质醇分泌过多，体形过于肥胖，皮肤比较薄，蛋白分解增加，导致皮肤弹性纤断裂，出现皮肤紫纹。

紫纹的体征可以反映病情的变化，但是如何对体征进行统一化的标识和质量管理是临床亟待解决的问题。通过建立紫纹评估卡（见图4–5），可以评估库欣综合征患者体征，量化治疗效果。研究发现，疾病诊断年龄越轻者，越容易出现紫纹；有紫纹者午夜血皮质醇和24h尿皮质醇显著高于无紫纹者；术后高皮质醇血症改善者紫纹颜色等级变小。

“紫纹评估”评价方法如下：

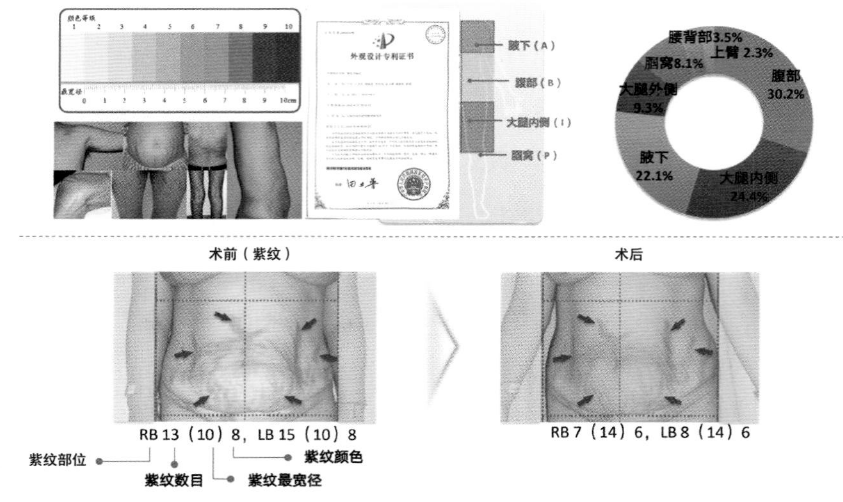

图4-5 库欣综合征紫纹评估卡

第一位字母（左右侧）：R代表右侧，L代表左侧；

第二位字母（部位）：腋下（用A表示），腹部（用B表示），背部（用D表示），大腿内侧（用I表示），外侧（用L表示）；

第三位数字：紫纹数量；

第四位括号内数字：紫纹最宽径（cm）；

第五位颜色：紫纹颜色分级（参照紫纹色卡），为当次入院的紫纹颜色。

紫纹评估举例如下：

初诊患者：左侧腋下3条紫纹，最大径0.3cm，颜色等级9，则用LA3（0.3）9表示；

复诊患者：左侧腋下3条紫纹，最大径0.3cm，颜色等级2，则用LA3（0.3）2表示。

（三）骨代谢创新实践

代谢性骨病是指机体因先天或后天性因素破坏或干扰了正常骨代谢和生化状态，导致骨生化代谢障碍而发生的骨疾病，如糖尿病、甲状腺疾病等都会引起代谢性骨病。瑞金内分泌代谢科从致病机制出发，开展骨代谢疾病研究用于骨代谢疾病的预防与诊治。

在骨代谢疾病研究中，运用高钙抑制试验，提高了原发性甲状旁腺功能亢进症检出率和确诊率；发现原发性甲状旁腺功能亢进症分阶段演变规律，揭示了疾病在我国的表型变迁；参加国际无症状甲状旁腺功能亢进症共识制定，瑞金内分泌代谢科发表的中国甲状旁腺功能亢进症数据被国际共识引用；从体内到体外，从人体到小鼠，阐述甲状旁腺激素具有促进白色脂肪棕色化的作用，学术成果在国际期刊上以“述评”文章发表；开展骨质疏松及其骨折的遗传和环境因素研究，提出了中国人骨质疏松防治策略；开展骨质疏松发病机制研究，发现各种新型分子通过促进糖酵解、清除衰老细胞等途径抑制骨吸收、促进骨形成的新机制，为骨质疏松新型防治药物的开发提供了实验基础；致力于骨代谢内分泌作用的开拓性研究，开展骨代谢与糖代谢的横断面和纵向临床研究，创新性地提出了骨骼是又一个可以治疗、预测和预防糖尿病的靶器官的观点，拓宽了糖尿病防治思路和手段；开展骨代谢与中枢神经系统退行性疾病的基础研究，从表型到机制上阐述来自骨骼的骨钙素可以通过肠道菌群，对帕金森病起到保护作用。

（四）甲状腺及基因检测创新

甲状腺结节指在甲状腺内的肿块，可因吞咽动作随甲状腺而上下移动，是临床常见的病症。甲状腺结节患病率高达65%，其良恶性鉴别决定治疗方式。由于担心良性结节会演变成甲状腺癌，因此甲状腺结节手术量日益攀升，出现了明显的过度医疗现象。瑞金内分泌科主任王卫庆教授、叶蕾博士团队的研究聚焦最常见的甲状腺良性结节与甲状腺癌，研究证实甲状腺癌和良性甲状腺结节在遗传进化上完全不相关，甲状腺癌不是从良性结节演变而来，80%的甲状腺癌和24.3%的良性结节具有特殊的突变基因。良性与恶性结节基因组突变类型与遗传进化路径迥异的发现，证实良性结节不会恶变，为避免过度治疗提供了循证依据，入选2017年度“中国十大医学科技新闻”。

通过随机对照临床试验发现中等剂量（4.5g）糖皮质激素每周给药（周方案）反应率显著高于每日给药（日方案），日方案具有更高的再治疗风险，两组不良反应相似。以此创建甲状腺相关眼病糖皮质激素周治疗方案，将中重度甲状腺相关眼病患者反应率从41.0%提高至76.9%，降低了再治疗风险，成为欧洲甲状腺协会/欧洲Graves眼病协作组（EUGOGO）推荐指南的一线方案。

建立MEN1与RET基因程序化检测平台，使MEN的误诊率、死亡率与复发率分别下降53.7%、49.4%与45.6%，而肿瘤预测率提升至75.8%，形成国内最大的MEN研究队列。联合Mayo Clinic和MD Anderson肿瘤中心成立国际多中心研究组，证实胸腺类癌为MEN1新组分及主要死因，改写MEN1诊断与预后标准。

（五）内分泌检测系统的创新

实验室除了使用世界先进的生物化学检测平台，以卓越的稳定性和实用性帮助临床和科研进行常规的疾病监控和筛查外，随着对特殊疾病和疑难杂症的深入研究和诊疗以及使用质谱技术在类固醇激素测定上的创新性积累，逐步扩大类固醇激素的测定范围和种类，由原有的5种扩大至11种，再进一步延展到18种，一直到近年来实现测定23种，这不仅代表实验室质谱测定技术水平的提高，也说明在项目的拓展过程中对各类激素代谢途径的解析和认知逐步在加深，形成由点及面、由表及里的开发路径。实验室的主要工作聚焦在实现测定项目大而全的基础上，以临床疾病为导向，有针对性地建立特色的项目组合，提供有明确适用对象的精细化的方法包，如CAH检测包、多囊卵巢综合征（PCOS）检测包、原发性高血压检测包等，临床应用前景广阔，提升了新技术的临床转化效率，与代谢谱整体分析相结合，可实现对代谢性疾病中类固醇激素的变化进行系统性、精确性的实验室诊断。同时，实验室将现有的基于人血清的测定技术方案向唾液、尿液等多体液基质延伸。

实验室近年来针对性地改进了涵盖肾上腺、甲状腺、垂体、性腺等多个疾病领域的新项目，特别是针对临床内分泌各类动态试验、功能性定位技术等临床新技术。这些试验将实验室的传统检测技术水平推向了极限，在保持良好稳定性和准确性的同时，也需要有极为宽广的可报告范围。在瑞金内分泌代谢科的努力下，检测项目数由2011年的28项发展为目前的79项，其中38项是学科的特色项目，极大丰富和推动了对各类疑难杂症的诊疗手段和能力。

伴随着瑞金内分泌代谢科整体质量和临床声誉的提升，实验室承担的样本检测量也逐年提高，由2011年的57万个测试增长至目前的280万个测试，增长率达391%。样本来源也有极大的拓展，目前接收来自全国50多个城市、72家医疗机构的临床及科研样本，并在MMC、长期的流行病学调查项目及多个全国性多中心临床药理项目中承担中心实验室的任务。以高标准的管理规范和高质量的测定技术平台成为国内内分泌激素测定的标杆和参考实验室。

实验室依托全面的实验室质量管理体系，除了在样本测定的各个环节及实验室管理的各个层面都应有相应的制度和流程外，还创立了多种质量监控手段及质量指标进行日常的监控。因此，实验室多年来形成以一份质量手册为核心、以58份程序文件为骨干、以106个SOP为指导，以206份记录文件为依据的全面的管理体系，并借助QCC、质量指标、六西格玛及竞争力评估模型等质量工具提升质量管理水平。

此外，借助先进的信息化管理系统和智能化机器人系统，实验室在2022年实现样本的全流程无人化管理及检验大数据的智能化分析。

（六）内分泌肿瘤创新

内分泌肿瘤的发病机制纷繁复杂，分子分型不清，难以实施精准医疗；而依赖于形态学的病理学分析无法预测恶性肿瘤，使治疗滞后，疾病预后差。瑞金内分泌代谢科构建12593人份内分泌肿瘤标本库，涵盖垂体肾上腺、甲状腺、甲状旁腺、胰岛细胞瘤等内分泌肿瘤，发现致病新基因与恶性分子标志物，并探讨基于发病机制的治疗方案。

1. 发现PRKACA^{L205R}热点突变，提出肾上腺库欣腺瘤的分子分型

通过全外显子组与转录组测序，提出65.5%的肾上腺库欣腺瘤存在PRKACA基因L205R热点突变。证实L205R突变通过增加蛋白磷酸化催化能力，促进肿瘤发生和类固醇激素生成。由此将肾上腺库欣腺瘤分为PRKACA突变型与非突变型，突变型肿瘤体积小（8.3对13.2cm^3，$P<0.001$），皮质醇分泌能力强[35.3对44.0μg/（cm^3·d）]，StAR表达强阳性。研究成果发表于*Science*，同期*Perspective*及*Lancet*综述“库欣十年进展”高度评价，*Nature Rev Endocrinol*两次专文述评，并入选“2014中国百篇最具影响国际学术论文”“2015年国内最具影响力的学术论文（生物类）”。

2. 发现YY1^{T372R}热点突变，提出胰岛细胞瘤的分子分型

在阐明MEN1基因突变激活Wnt/β-catenin通路导致胰岛细胞瘤的基础上，通过全外显子组测序，提出30%的胰岛细胞瘤存在YY1基因T372R位点突变，证实T372R突变显著促进胰岛细胞增殖。研究结果获专利授权，发表于*Nat Commun*，*Nat Rev Endocrinol*“Research Highlight”专文述评。由

此将胰岛细胞瘤分为3型：YY1突变型（占30%），起病年龄较大，可用哺乳动物雷帕霉素靶蛋白（mTOR）抑制剂治疗；MEN1突变型（占10%），起病年龄较小，可用小分子抑制剂（PKF115-584）治疗；其他类型（占60%）。分型也带动了胰岛细胞瘤病因学和胰岛增殖研究。

3. 揭示ERBB-2蛋白过表达预测恶性嗜铬细胞瘤

恶性嗜铬细胞瘤病理形态无法与良性肿瘤区分，只能在发生远处转移后诊断，预后不良。建立嗜铬细胞瘤随访队列（*N*=262例），发现原发病灶ERBB-2蛋白过表达患者更容易发生转移。证实ERBB-2过表达（*HR*=2.78，*P*=0.028）、胚系SDHB突变（*HR*=7.91，*P*=0.001）是转移的独立危险因素，建立列线图模型，转移预测率达77%。

（七）性腺科研创新实践

先天性肾上腺增生（CAH）是罕见的肾上腺皮质激素合成异常的一组常染色体隐性遗传病。瑞金医院自2000年开始致力于CAH的临床诊治，针对检查、检验手段单一，只能对临床症状较典型的病例做出诊断的问题，积极发展基础研究，开展CAH基因诊断技术并将其应用于临床，大大降低了CAH的临床漏诊率。针对单个基因诊断效率低的问题，进一步开发了CAH基因Panel诊断技术，使该疾病的诊断周期从1个月缩短至3天，非经典型以及极罕见分型的CAH均得到明确诊断，准确率达98%。通过该技术，截至2018年已收集齐CAH的所有9种亚型。在生化检验方面，从既往仅有17-羟孕酮指标作为诊断依据，到利用液相色谱串联式质谱仪平台建立了13种循环类固醇激素检测Panel，并利用大数据分析建立了CAH诊断Score评估法，对CAH较常见类型可直接诊断，准确率达98%。

相较于CAH精准诊断率的快速提高，CAH的治疗仍是临床医生面临的巨大挑战。寻找综合监测患者治疗效果和并发症的指标，研发改良糖皮质激素制剂，有效治疗同时减少不良反应及其他治疗方法，提高CAH患者生育能力是未来的研究方向。

发明便携式GnRH脉冲泵治疗特发性低促性腺激素性性腺功能减退症。实现GnRH脉冲补充，模拟生理分泌模式，治疗24周后生精或规律月经来潮，男性受育率81.8%，女性受孕率66.7%。获国家医疗器械注册证，并获专利授权，在包括北京协和医院、解放军总医院在内的30余家医院推广应用。

（八）胰岛团队创新实践

1. β细胞课题创新

瑞金内分泌代谢科的胰岛团队已完成胰岛β细胞研究平台搭建，积累了丰富的胰岛研究经验，已建立并熟练应用胰岛分离技术、胚胎胰腺体外培养技术、胰岛电镜检测、胰岛电生理测定以及胰岛β细胞形态学和功能学的研究方法，已在*Nature Commun*、*Diabetes*、*Diabetologia*、*Endocrinology*、*J Clin Endocrinol Metab*等期刊发表40余篇SCI论文。

胰岛团队创新性地提出mTORC1信号通路是人胰岛β细胞葡萄糖感应和功能代偿的关键调控途径，具有调控胚胎和成体胰岛β细胞成熟分化、稳定β细胞身份特性并抑制α细胞重编程的特性。胰岛团队在不同的胰岛β细胞发育成熟阶段探讨mTORC1对发育、分化、成熟和功能的研究，成功构建胰岛β细胞特异性敲除Raptor基因的小鼠模型和内分泌前体细胞NGN3阳性细胞特异性敲除Raptor基因的小鼠模型，证实mTORC1/Raptor调控胰岛β细胞功能性成熟和身份维持，同时影响新生胰岛β细胞的身份建立以及新生β细胞扩增，从而决定新生胰岛β细胞的功能性容量建立和出生后血糖稳态。胰岛团队从基础回到临床，在空腹血糖受损患者和糖尿病患者的胰腺上，发现mTORC1的迅速激活对于正常人β细胞的葡萄糖感应是必需的，糖尿病前期患者的胰岛中有更多的β细胞亚群被招募为高mTORC1活性状态，表现为活跃的胰岛素合成和分泌能力，发挥其代偿作用。上述研究成果，不仅为糖尿病的发病机制提供新证，更为糖尿病治疗提供了新的启示与思路。mTORC1的活性调控可为2型糖尿病治疗提供新的靶点，且有助于体外诱导产生成熟β细胞，以此作为糖尿病细胞移植的来源。

胰岛团队还从线粒体蛋白乙酰化的角度，探讨胰岛素分泌的分子机制，明确了沉默信息调节因子3（SIRT3）及其介导的线粒体蛋白乙酰化在糖脂代谢转换和胰岛素分泌调节中的重要作用。利用液相色谱串联质谱（LC-MS/MS）技术在大鼠胰岛进行定性和定量乙酰化组学检测，发现胰岛具有特定的乙酰化模式，揭示了胰岛内SIRT3感受细胞能量状态，并通过去乙酰化线粒体内的脂肪酸氧化酶调节胰岛素分泌的分子机制。胰岛团队的前期工作显示，蛋白乙酰化可以从多个层面调节β细胞功能的不同环节。其中位于线粒体的去乙酰化酶SIRT3可以通过调节HADHA蛋白乙酰化影响脂肪酸β-氧化速度，是糖脂代谢弹性转换和胰岛素分泌调节的重要机制。位于胞浆的SIRT2通过乙酰化调节葡萄糖激酶（GCK）结合蛋白的蛋白稳定性进而影响GCK活性和糖酵解，参与调节葡萄糖刺激的胰岛素分泌（GSIS）。乙酰化酶CCAAT增强子结合蛋白（CBP）/p300通过影响组蛋白H3K27和β细胞重要转录因子低氧诱导因子1α（HNF1α）和叉头框蛋白O1（FOXO1）的乙酰化，维持众多β细胞身份和功能基因的表达，是维持β细胞葡萄糖双向敏感性的关键分子。

另外，胰岛团队分别从营养环境、药物治疗以及肠道菌群多方面取得了一些创新性的发现。胰岛团队对促进胰岛细胞增殖、抑制凋亡的细胞内营养感应信号mTORC2的下游机制进行探索。先后发现mTORC2通过促进蛋白激酶C（PKC）家族蛋白PKCα和长链不饱和脂肪酸活化酶Acsl4，在高脂喂养情况下维持小鼠β细胞功能、细胞增殖及分化。胰岛团队提出在胰岛素抵抗基础上增加长链不饱和脂肪酸氧化，促进胰岛β细胞退分化的“二次打击学说。在口服药物方面，胰岛团队不仅在小鼠体内验证阿卡波糖通过干扰肠道菌群、体内胆汁酸信号来发挥降糖和改善代谢作用，并且进一步发现胰岛β细胞的胆汁酸信号在β细胞代偿性增殖中发挥作用，可能成为打破高胰岛素血脂和胰岛素抵抗的恶性循环、保护胰岛功能储备的新靶点。同时胰岛团队也研究了常用降脂药物他汀类通过抑制胰岛的甲羟戊二酸途径减弱了β细胞mTOR信号活性，损伤高脂饮食小鼠胰岛功能，揭示了他汀类药物升血糖的胰腺机制。

2. 胰岛素抵抗和中西医结合研究

小檗碱（BBR）是中药黄连的主要成分，俗称黄连素，临床上主要用于治疗急慢性肠炎引起的腹泻。胰岛团队从20世纪90年代起即对小檗碱改善糖脂代谢异常性疾病的作用及潜在机制进行了广泛而深入的研究。在临床研究方面，胰岛团队通过运用多中心、分层随机、双盲和安慰剂对照方法，并结合高胰岛素正葡萄糖钳夹技术精确评估胰岛素抵抗状态，探讨了小檗碱治疗初发2型糖尿病合并血脂异常患者的有效性。在机制研究中发现，可通过激活AMP活化蛋白激酶（AMPK）信号通路刺激而增加棕色脂肪组织的活性以及促进白色脂肪发生棕色化的改变，进而使机体能量消耗增加而减轻体重；小檗碱还可以抑制内质网应激，从而改善肝脏的脂质沉积以及进行性的病理表现（如炎症），并预防其向纤维化方向发展等。小檗碱能促进HepG2细胞对糖的消耗和利用，改善胰岛功能，并能通过抑制磷酸二酯酶减轻cAMP升高引起的脂肪细胞的脂解，而这种作用不依赖于AMPK；最近研究还发现，小檗碱还可通过调节肠道菌群结构及功能发挥改善代谢紊乱的作用。

人参作为治疗“消渴症”（古代对糖尿病的称呼）的重要中药，在我国医药典籍中早有记载。在清醒动物中完成的正糖高胰岛素钳夹试验的结果显示，人参皂苷Re能增强胰岛素的敏感性，机制研究显示其可通过抑制低度炎症改善胰岛素抵抗，作为已有一定研究基础的中药单体成分，其在2型糖尿病的治疗方面显示了广阔的开发前景。

另外，胰岛团队还发现中药穿心莲中的有效成分——穿心莲内酯可以抑制炎症因子诱导的胰岛素抵抗，并且可以预防由刀豆蛋白引起的肝损伤。

（九）瑞金内分泌代谢科流调工作创新

糖尿病在世界范围内广泛流行，中国糖尿病患病率在过去40年间急剧增长。全国糖尿病流行病学调查数据显示，我国成人糖尿病患病率和糖尿病前期率分别为12.8%和35.2%。糖尿病尤其是2型糖尿病的患病率，通常随着年龄的增长而增加，其高危及易感人群主要是老龄人群。针对糖尿病的发病特征和各个年龄组人群的糖尿病相关危险因素的差异，在全人群和高危人群中分别推进更有针对性、更经济高效的糖尿病精准防控非常必要。

临床流行病学与临床研究课题组围绕糖尿病、肥胖症、代谢综合征等代谢性疾病的病因及危险因素预测深入开展研究。大规模人群队列的基因组学和多组学大数据正在重大慢性疾病、肿瘤和遗传病的预防、诊断和新药研发中发挥引领作用，推动个体化精准健康管理和疾病诊疗的变革。

代谢性疾病临床流行病学与临床研究课题组成立后10余年来，陆续创建并开展以“城镇化进程与代谢性疾病风险研究”（2005年至今）、“中国慢病及其危险因素监测”（2010—2012年）和“中国心血管代谢与恶性肿瘤队列研究”（2011年至今）为代表的3项大型前瞻性人群队列研究以及全国多中心、随机对照临床试验“中国成人2型糖尿病降压治疗目标（BPROAD）研究”为代表的临床试验研究（2019年至今）。目前，研究对象覆盖全国31个省（自治区、直辖市）。不同性别、年龄与民族的常住与流动人口，系统建立400余个SOP、60项规范化表格、12个协同工作平台，实现全国多中心临床研究的科学、高效开展。课题组在3项大型前瞻性人群队列研究以及临床试验研究基础上，已建设涵盖65万人、600万份包含血样、DNA、唾液、尿液等生物样本和临床资料的代谢性疾病生物样本库，超低温冰箱200余台，实现可溯源、可跟踪、可交换的开放共享式智能生物样本库信息化管理系统，进一步支持后续的科学研究与资源共享。

在标准化操作和质控体系支撑下，流调团队积累了海量的数据，建立了ChinaMAP数据库，基于这些数据的支撑，瑞金内分泌研究团队先后在*JAMA*、美国内科年鉴等发表了大量的文章，为中国医疗卫生，尤其是糖尿病慢性疾病管理方面提供了非常重要的学术支撑和依据。同时这些成果得到了国外同行的高度认可，瑞金内分泌团队已经成为国际上最重要的流行病学研究团队之一。

（十）卓越糖尿病足“七心协力”

经过10多年的临床实践，瑞金内分泌代谢科的糖尿病足病区形成了特色，取得了较好的诊疗疗效。所有住院的足溃疡患者，瑞金内分泌代谢科的3个月溃疡愈合率43.6%，6个月溃疡愈合率64.2%，1年溃疡愈合率74.9%；排除明显的脑卒中、肿瘤、严重的心力衰竭或心肌梗死、尿毒症，3个月内愈合率为75.3%，6个月内愈合率为84.8%，1年内愈合率为89.2%，1年内复发率28.5%，1年内大截肢率6.8%，1年内小截肢率52.7%，1年内死亡率8.6%，5年内死亡率34.0%，而相应文献中的流行病学数据是1年内复发率约40%，1年内大截肢率约9%，1年内小截肢率约60%，1年内死亡率约13%，5年内死亡率约45%。

在取得这些疗效的同时，有一些创面仍可能不会愈合，这就需要更合理、更先进的理念和技术。瑞金内分泌代谢科于2021年5月成立了以内分泌代谢病科为起始诊疗的，联合骨科、放射介入科、灼伤科、创面修复科、功能神经外科和中医科，具有瑞金特色的糖尿病足多学科联合诊治（MDT）——“七心协力”，开始对糖尿病足溃疡中的痛点与难点进行全方位且精准的治疗。

其中，疑难危重的糖尿病足溃疡患者入住瑞金内分泌代谢科的糖尿病足溃疡病区(内分泌五病区)，进行：（1）足部病情评估，包括感染评级，足部溃疡面积与深度分级，骨与软组织损伤程度检查，足部血供程度检查；（2）足部治疗，包括日常普通换药，多次不同程度清创，切开引流，小截肢，大截肢；（3）足部病情全身用药，包括感染的抗生素治疗，改善血供的抗血小板、抗凝、扩血管治疗；（4）全身病情评估，包括糖尿病血糖代谢与并发症，心脏血管与功能，脑血管与功能，肾脏功能，消化系统，肿瘤的检查与分级；（5）全身状态的治疗，包括血糖与营养状态的调整，维护多器官血管与功能，防治心力衰竭与脑梗死、脑出血、眼底出血等。这些诊疗需要同步进行，期间可能需要骨科、中医科、心脏科、肾脏科、营养科、院感科和神经科会诊参与。

骨科除了日常清创与截肢外，也为最后的足部功能矫形作保障；放射介入科在创面修复等术前进行血管重建，以保障手术需要的血供与创面愈合的需求；灼伤科与创面修复科对创面进行不同角度手术，促进创面愈合；在上述处理后，对于下肢缺血痛仍不能缓解、创面不能愈合者，功能神经外科可以进一步予以脊髓电刺激治疗，改善下肢血供，缓解症状，促进愈合；中医科全程参与，预防为先，内服外用并重，改善患者全身状态。通过多学科、全方位作用，帮助糖尿病足溃疡创面愈合。以上创新、精准诊疗，可大大缩短足溃疡愈合时间，愈合后足部功能改善，也使很多无法愈合的溃疡愈合、无法缓解的缺血痛得到显著改善，提高了患者的生活质量。

成立瑞金特色的糖尿病溃疡MDT团队后，除根据个体患者病情随时交流外，内部全团队成员每周定时交流糖尿病足溃疡患者诊疗情况，根据患者病情进展，及时选择合适、合理及有效的精准治疗。

在做好医院内糖尿病足溃疡的诊疗协同工作的同时，“七心协力”还积极投入社会公益活动中，多次参与上海市社区糖尿病与糖尿病足的宣教，也在周边省市为糖尿病足患者义诊。

现在，“七心协力”已经完善了糖尿病足溃疡诊疗流程，也取得了初步的临床效果，但是尚未形成规模效应。大量糖尿病足溃疡患者取得良好疗效的宣传，将带动上海市及周边地区乃至全国的疑难糖尿病足溃疡患者前来就诊，进一步满足患者诊疗需求；同时总结经验，发表有关糖尿病足的全范围诊疗观察结果的论文，申请科研基金，继续研究糖尿病足溃疡诊疗新方法、新技术，进一步形成瑞金特色的糖尿病足溃疡诊疗，并在全国范围内推广。

（十一）瑞金内分泌代谢科教学创新

在内分泌教学方面，除内分泌学科专业教育不断推陈出新以外，还增加医院和学科的入职教育、思政教育、师德教育，树立救死扶伤、患者至上的思想。在进修医生的管理上，培养他们成为各地内分泌领域的带头人。瑞金内分泌代谢科已经成为全国内分泌发展的学术引领地和发源地。

瑞金内分泌代谢科有着传统的教学优势，其坚决贯彻以学生发展为中心的授课理念，将价值塑造、知识传授和能力培养融为一体，以国际一流医科大学为标杆，建立最扎实、最规范的现代医学基本技能训练教学体系，以传承和创新的精神，借鉴各国先进医学教育教学方法，创建独具科学性和前沿性的教学内容，使学生掌握本学科常见疾病的诊治思路和方法。在培养精湛医术的同时，通过思政教育培养学生的健全人格，树立正确医德医风，激发创造创新活力，使其成为“敬佑生命、救死扶伤、甘于奉献、大爱无疆”的综合素质型医学人才。

瑞金内分泌代谢科一贯重视教学梯队建设，严格制定中青年教师培养计划，明确其职责和培养目标，如今已经形成了强大的师资队伍，队伍中既有医教研俱佳的教授、副教授和授课老师，也有日复一日指导见习、实习大学生的主治医师和住院医师。教学团队中，多人在全国和上海市的学会中担任正副主任委员、委员，平均年龄在45岁，思维活跃，有良好的授课理念。丰富的临床工作经验使他们的授课和带教内容生动、实用，临床联系实际，并能在讲课过程中讲述医德医风的重要性。为充分发挥科室年轻医师投身教学的积极性，培养年轻教学骨干，瑞金内分泌代谢科根据各位医师特点，指派专人负责相应教学工作，如基于问题的教学方法（PBL）、规范化体检培训、内分泌题库建设等。严格选派理论课授课教师，重点培训带教教师的教学能力，尤其重视岗前培训，集体备课，充分发挥资深教师对青年教师的示范作用，加强青年教师外语教学的培养和开展，其中英语和法语教学已成为特色。

瑞金内分泌代谢科也勇于探索教学改革新路。2005年起，为使同学能够早期接触临床，瑞金内分泌代谢科采取基础与临床教学螺旋式逐步深入的方法，以疾病为主线，将前期的基础课和后期的临床课有机串联起来，并于2006年编写高等医药院校器官系统医学教材《内分泌系统》。为满足医学院教学改革及人才培养需求，王卫庆教授带领团队着手开展课程改革，2018年编制上海交通大学医学院《内分泌系统（临床）》整合课程，改变了传统教学模式，实现从面向器官教学到面向整体疾病的教学，在教学中由传统教师主导教学过渡到教师–学生合作式授课，创新教学方法，进行课堂教育的同时，选取合适病例模拟教学查房、主任查房和疑难病例讨论等临床实践，让学生在前期学到的基础知识可以活学活用，培养后期的临床诊断思路，也为以后的临床实习打下坚实的基础；同时把握培养学生临床思维的全局观，改革课程框架。在课堂教学中增加PBL和基于病例的学习（CBL）教学，鼓励学生积极准备，锻炼学习与表达的能力；在实习教学中加强CBL、情景模拟法、辩论式教学法等手段，鼓励学生在临床病例讨论中发表自己的见解，并应用信息技术开展线上课程扩充学习方式，真正实施打破传统课堂“满堂灌”和沉默状态的方式方法，训练学生问题解决能力和审辩式思维能力。

如今瑞金内分泌代谢科承担了临床8年制英文班、4+4、法文班、临床五年制等班级的教学任务，教学任务繁重，理论课均由主任和副主任医师承担。每年的课时包括内科学理论课38课时，PBL课60课时，内科学见习课54课时；诊断学理论课5课时，诊断学见习课12课时；交医诊断学理论课20课时，见习课40时；内分泌系统整合课程理论课13课时，见习课3课时，CBL课5课时。

瑞金内分泌代谢科参照瑞金医院住院医师及专科医师规范化培训招生和管理办法，严格执行内分泌科住院医师及专科医师规范化培训管理制度细则，对住院医师及专科医师进行规范化培训，由副主任及主任医师具体负责住院医师的日常培训，包括入科宣教、临床理论带教、教学查房、督查住院医师书写各种医疗文件、操作指导及住院医师培训轮转手册审核；在职教育专职负责副主任医师，负责住院医师及专科医师培训工作的考核、记录、联络和日程安排等。在日常工作中进行病史询问、体格检查、病史书写等项目的考核评定。出科考核安排在轮转最后1周，有标准化的出科考试题库。出科考核由教学主任组织及负责，指定的带教老师参与，并集体评分。瑞金内分泌代谢科于2014年获得上海交通大学医学院附属瑞金医院“住院医师规范化培训最受欢迎奖”。

专科医师入职教育方面。为了增强内分泌专科医师对学科历史发展的认识，确立未来专业方向，提高敬岗敬业精神，树立救死扶伤、患者至上的思想，瑞金内分泌代谢科对每位内分泌专科医师进行专科入职前教育。

瑞金内分泌代谢科在积极探索临床医学教育及相关教学体系制度化的基础上，初步已形成了临床医学教育的整套理念，已经建成上海交通大学医学院“临床教学示范病区”，成为医学生将医学理论知识转化为临床实践能力的内分泌代谢病教学培养基地。

研究生培养方面。迄今学科已培养硕士356人，博士272人。目前在读研究生116人（博士研究生64人，硕士研究生52人），博士后16人，其中来自瑞金医院其他学科在读研究生12人。所培养学生近年来荣获各级各类奖学金、奖状和荣誉80余项。

1996年9月，瑞金内分泌代谢科举办“分子内分泌学的基础与临床”研究生课程，课程负责人为陈家伦教授。2001年，此课程向上海第二医科大学申请并通过评估，2002年成为上海第二医科大学研究生课程。2008年起，课程负责人为宁光院士。课程内容包括神经内分泌学、放射影像内分泌学、分子基础内分泌学等，配有在线视频。该课程曾获上海交通大学“985工程”三期研究生课程体系建设项目，每年报名人数400人，招收150人左右。同时，宁光院士承担了教育部研究生课程用书的主编任务，主编出版全国统编研究生教材《内分泌内科学》第一版和第二版。

进修医师方面。自1978年试点班开始，瑞金内分泌代谢科受卫生部委托，举办“全国内分泌代谢病医师进修班”，至今已有43年的历程。本着“用心呵护健康”的宗旨，秉承“广博慈爱，追求卓越”的院训，将为全国培养内分泌代谢病专业医师为己任，精心组织每一期的全国内分泌代谢病医师进修班，至今已举办63期，培养全国内分泌专科人才5000余人，其中一半成为当地学科带头人和中国内分泌代谢病临床的主力军。为能适应内分泌代谢病专业的发展，瑞金内分泌代谢科也在不断改革全国内分泌代谢病医师进修班，目前已形成“内分泌代谢病基础与临床继续教育学习班”“全国内分泌代谢病医师临床进修班”和“全国内分泌代谢病医师高级进修班”等不同层次的内分泌代谢病继续教育系列，以满足不同层次医师的需求。

内分泌代谢病基础与临床继续教育学习班，授予Ⅰ类学分。此学习班为期2天，每年1次，每次约200余人，在全国不同城市巡回举办，举办过的城市有厦门、无锡、哈尔滨、成都、温州、东莞、天津、西安、武汉、长春、贵阳等。在学习班上，瑞金内分泌的专家结合瑞金内分泌的特色，全方位地介绍内分泌代谢病的最新临床和研究进展，同时邀请当地的内分泌专家教授参加授课，以期达到相互学习、共同进步的目的。继续教育学习班的教材由瑞金内分泌专家教授编写，并配有参考用书《瑞金内分泌疑难病例选》(第二版)。

全国内分泌代谢病医师临床进修班，旨在培养内分泌代谢病临床专科医师的进修班，为期半年，每年3月和9月入班。进修医师到科室报到后，根据不同的学习需求，在科内进行协调分配。采取临床实践与理论教学相结合的模式，全程参与患者管理。积极参加各项教学查房、专题讲座、业务学习、疑难病例讨论以及科室和医院组织的各种学术活动。通过上述学习，学员将掌握内分泌代谢病常见病的规范化诊疗，培养疑难、危重罕见病的诊疗思路。

全国内分泌代谢病医师高级进修班，是临床进修班基础上的提高，旨在培养学员临床研究能力，为期1年。学员在选择高级进修班时将先进入临床进修班，在经过半年的临床培训后，可参与瑞金内分泌代谢病科临床亚专业课题组的科研工作，包括学习临床科研设计、组织实施、数据采集、统计分析和论文撰写等的思路和方法。

瑞金内分泌代谢科在王卫庆教授的领导下，近年来在上海交通大学的PBL案例大赛评比中屡屡获奖。经过几代人的不断努力，具有一定规模的内分泌代谢病教学平台现已建成，这一平台作为有自身特点和品牌的一流内分泌代谢病教学基地和临床诊治中心，向全国同行推广内分泌科的课程建设模式和经验，培养出一大批高水平的医学人才，成为内分泌代谢病医学教育领域的“黄埔军校”以及名师、名医的摇篮。

本章小结

瑞金内分泌代谢科以标准化和创新的有机协同为核心所搭建的科室螺旋提升生态系统是其持续进步的核心方法论。同时，其科研体系呈现出几个明显的特点：在需求方面，贴近临床，从临床发现问题并积累资源，用先进科研手段在基础研究中寻求答案，将基础研究成果在临床实践中应用和验证，回归真实世界，解决实际问题；在目标方面，坚持高质量发展的理念，树立最高标准；在系统组织方面，集体协作，集中攻关；在成果落地方面，坚持与SOP体系联动，确保成果迅速落地与推广。

05

CHAPTER

第五章

质量评价从患者感受出发，聚焦组织公益性

作为国家医疗系统的“定海神针”，公立医院的核心和最高评价指标是社会公益性。

上海市内分泌代谢病院
Shanghai Clinical Center for Endocrine

病区便民服务项目
为行动不便病员提供轮椅或推床
为病员外出检查提供伞具
为需要的病员提供邮寄检查报告服务
为病员提供针线、老花镜等
为行动不便的病员代购生活用品
为外地病员提供交通问讯
为病员家属提供休息室(7舍地下室)
为病员家属提供餐饮服务(食堂)

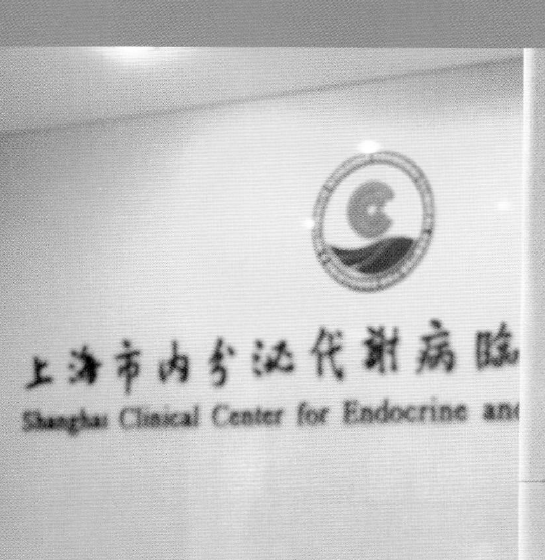

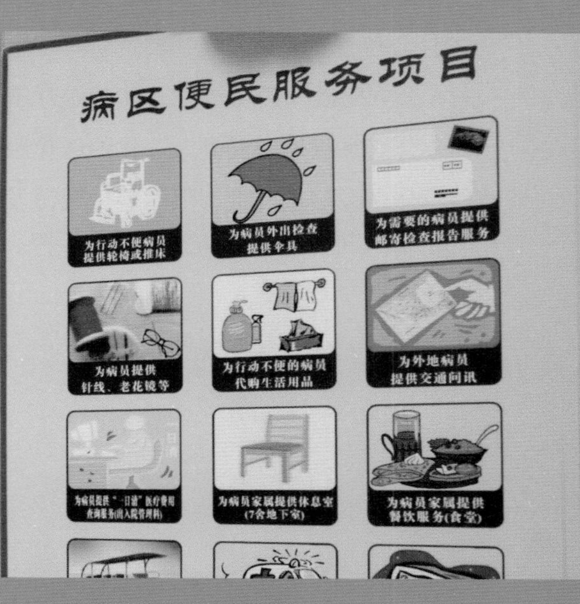

医疗关乎民生，公立医院是我国医疗服务体系的主体。我国公立医院是由政府举办的、具有公益性的卫生事业单位，属于公共部门，政府要求医院向人民提供基本医疗保障。公立医院是实现人民对公平社会核心目标诉求的重要载体，是守护居民健康与维系社会生活稳定的重要力量，对于维护社会和谐稳定具有重要的作用。生命健康权是公民生命权和健康权的统称，是公民得以生存和从事活动的基本权利。医疗服务的公益性是人类共同认可的价值观，其决定了医疗行业的特殊性。

公立医院承担90%以上的医疗服务任务，是国家公共医疗卫生服务以及应对公共卫生危机的主力。它是肩负救死扶伤、保障群众健康重任的非营利性组织机构，其特殊性决定了它不只是一个单纯的经济组织，也不能把经济利益作为其经营的唯一目标。宁光院士指出，医院质量有医疗自身特点，其中非常重要的一点就是社会效益和经济效益的统一。因此，对一个公立医院的评价体系，需要综合考虑以下几个方面的要素：

· 公立医院治理是否与社会责任感相匹配，并将社会责任放在所有行为的核心位置；

· 公立医院是否提供均等化的医疗卫生服务；

· 公立医院是否提供人性化的医疗服务价格；

· 公立医院是否将有限的卫生资源发挥更大的效益。

第一节
医疗技术质量是组织质量评价的基础指标

医疗技术质量是一个医疗组织得以生存和发展的基础。在医疗技术质量方面，瑞金内分泌代谢科以技术与安全两个方面为核心，进行系统化评价和持续改进。

一、运营评价指标

瑞金内分泌代谢科以医院公益性为核心，积极推行数字化医疗流程管理，通过建立领先的诊断相关分组（DRGs）评估系统和以医疗质量与安全为核心的绩效考评体系，促进临床医疗工作转型发展，以诊治疑难危重疾病和转科开展三四级大手术为目标，不断提升医疗服务水平。在保障医疗质量的同时，做到患者满意、员工满意、社会肯定。

（一）年平均门诊量

瑞金内分泌代谢科的年门诊量长期维持在20万人次以上，这个数字每年还在不断上升。2021年年门诊量达到26.50万人次，较2020年的22.24万人次增长了19.15%。为了更好地服务内分泌疾病患者，对患者进行精准诊断和治疗，瑞金内分泌代谢科还开设了如糖尿病专病、垂体专病、肾上腺专病、代谢性骨病、甲状腺专病、肥胖专病、代谢中心等11个专病门诊，这些专病门诊人数占内分泌门诊总人数的85.81%。

在瑞金内分泌代谢科，近30%的门诊患者来自外省市，由其他医院转诊的患者占医治患者总数量的80%以上。而在医疗支出中，药占比严格控制在30%左右。

（二）出院患者平均住院日

平均住院日是指一定时期内每一位出院者平均住院时间的长短，是一个评价医疗效益和效率、医疗质量和技术水平的硬性综合指标，是反映医疗资源利用情况和医院总体医疗服务质量的综合指标，是集中表现医院管理、医院效率和效益较重要而敏感的指标。

瑞金内分泌代谢科非常重视此项指标，在收治大量疑难、危重、罕见病的临床诊疗工作中，通过以下措施，缩短住院天数，提供优质医疗服务。

（1）医技科室配合：协调临床内分泌实验室、影像、超声、检验、心电图等科室，通过加强医技科室的时效性，缩短辅助检查等待时间，促进平均住院日缩短。

（2）建立预警机制：医保患者平均住院日明显高于非医保患者，缩短医保患者的平均住院日尤为重要。通过医院信息化管理，每周向各级医护人员提供当前医保患者平均住院日的情况，提醒各级医师注意，起到预警作用。

（3）加强临床路径/单病种管理：临床路径/单病种管理直接影响平均住院日，瑞金内分泌代谢科要求诊疗流程及绿色通道、医师水平、临床经验、急救能力、护士配合、相关科室人员配合、检查的仪器设备与保障等都要与之匹配。通过加强单病种质量控制指标的管理，规范临床诊疗行为，完善服务流程，促进临床服务质量管理的持续改进，减少平均住院日，患者也得到更安全有效的服务。

（4）加强院内感染管理：院内感染也是造成平均住院日延长的原因之一，科室定期检查，严格执行手卫生，控制医院感染现患率小于1%，通过降低感染发生率，加快床位的周转。

（5）规范门诊管理：院前检查可能成为影响平均住院日的最重要因

素。通过提高副主任医师以上专业人员出门诊的比例，确保门诊入院诊断正确率的提高，规范入院前检查，做到专科专病专治，有利于平均住院日的缩短。

（6）加强医疗质量管理：强调三级查房、疑难病例讨论等制度的落实，不断提高专业技术诊疗水平，通过减少差错、事故，避免纠纷等，达到缩短平均住院日的目的。

（7）发展新技术：鼓励技术创新，是缩短平均住院日的有效措施。科室通过技术创新，既可满足患者的需求，也可提高自身学术水平，增加科室的经济和社会效益。

（三）临床病例讨论和多学科诊疗会诊

临床病例讨论和多学科诊疗是有效汇聚智慧和经验、提高疑难杂症诊断以及团队培养的有效方法。瑞金内分泌代谢科每周一下午固定时间举行疑难病例讨论，通过优势的专家团队合作解决内分泌代谢病临床诊治难题。截至目前，瑞金内分泌代谢科已连续11年获中国医院专科声誉排行榜（内分泌）第一名，是中国内分泌代谢病疑难疾病的诊治中心之一。

二、医疗安全性评价指标

人员安全与诊疗质量是医疗组织最基础性的评价指标，也是一个医疗组织得以生存和发展的基础。瑞金内分泌以“患者至上，安全第一”作为医疗质量管理的核心理念，建立制度化、规范化的管理体系，摸索安全和诊疗质量管控要点，并且将其SOP化，目前已经实现SOP体系对人员安全和诊疗质量工作的全覆盖。编发了《上海交通大学医学院附属瑞金医院（内分泌代谢科）医疗质量安全风险信息收集及防控机制》，明确了科室领导为质量安全的第一责任人，并且将医疗技术风险管理纳入医疗质量管理体系，实行医院医疗质量与安全管理委员会及科室质量与安全管理小组两级管理。医务处负责医疗技术风险上报统计、组织专家讨论、反馈整改意见等具体工作并汇总医疗技术风险上报情况及监管情况，从而形成了完整的医疗安全管控体系。

（一）患者安全指标

患者安全指标是“患者至上、安全第一”理念践行水平的量尺。围绕患者，主要关注药物不良反应和器械消毒等：近5年，瑞金内分泌代谢科药物不良反应报告例数为0例，未发生药物不良反应报告，且在医院采购和库房等科室的支持下，规范采购行为、严格验收要求，医疗器械消毒灭菌合格率达到100%。

（二）医疗质量

医疗质量是患者最关注的指标之一，也是评价一个医院医疗技术和质量水平的核心指标。

瑞金内分泌代谢科建立了一系列临床新技术，落实临床路径和诊疗规范，通过一系列临床诊断新技术和临床路径的实施，实现内分泌代谢病精准诊疗，极大地提高了内分泌代谢病的出院患者治愈率。瑞金内分泌代谢科2021年度抗菌药物使用合格率为100%。瑞金内分泌代谢科通过规范诊疗行为、电子化病历和处方等多种方法和手段，使合格处方百分率稳定在98%左右，2021年度的合格处方及合理处方百分率均为100%。

（三）药费收入占医疗总收入比重

看病贵是导致老百姓满意度低的重要原因。瑞金内分泌代谢科牢记医院的公益性责任，采取切实措施降低“药占比”，避免出现以药补医的问题。在解决药占比方面，瑞金内分泌代谢科站在患者角度，推动内部分级诊疗，避免过度治疗。以临床需求为驱动，持续科研投入，探究疾病机制，构建SOP体系，从而有效提高诊断质量，实施精准医疗，为患者提供更多差异化和个性化的医疗服务，这些都有效降低了药占比。瑞金内分泌代谢科药费收入占医疗总收入的28.14%，通过开展临床新技术和落实临床路径，降低药费在总收入中的占比，降低人均医疗费用水平。

三、质量成效与技术质量的安全性、创新性和有效性

瑞金内分泌代谢科以患者需求为驱动，遵循“从临床发现问题，在研究室寻求解决方法，反馈应用于临床实践”的技术路线，努力打造“一流的临床诊断新技术，一流的疑难病例临床检测平台，一流的医护团队，一流的多学科专家团队，一流的治疗管理模式”，由此大幅控制了患者住院治疗的周期，极大地提高了疑难、危重病例的治愈率。

（一）上海市内分泌质控中心建设

为了发挥瑞金内分泌代谢科的医疗技术引领辐射作用，规范和提升上海内分泌学科临床质量水平，上海市内分泌临床质控中心于2008年4月由上海市卫生和计划生育委员会（以下简称“市卫计委”）批准、挂靠上海交通大学医学院附属瑞金医院成立，中心主任由宁光担任，专家委员会由上海市三级和二级医院内分泌科主任16人组成。

内分泌质控中心负责全市各级医疗机构内分泌专业的质量管理的组织，内分泌质控中心在上海市医疗质量控制管理事务中心（以下简称“事务中心”）指导下开展工作。内分泌质控中心的宗旨是在事务中心指导下开展本专业的质量控制工作。内分泌质控中心的任务为：

（1）拟定、修订和试行相关专业的质控标准、程序和计划，经市卫计委批准后公布实施；

（2）在市卫计委指导下，负责质控工作的实施；

（3）经市卫计委同意，定期发布专业质控督查方案和督查结果；

（4）逐步建立本市相关专业市区两级质控网络，指导区县质控小组开展工作；

（5）推进本市相关专业信息化建设，建立相关专业的质控信息资料数据库；

（6）组织对本市相关专业人员的质控培训；

（7）对相关专业的设置规划、布局、基本建设标准、人员资质、相关技术、设备的应用等工作进行调研和论证，为市卫计委决策提供依据；

（8）市卫计委和事务中心交办的其他工作。

质控中心专家委员对质控中心的工作提供技术支持，共同做出本专业质控决策，并具体参加有关质控工作。质控中心专家委员会委员以市级医院专家为主，兼顾系统平衡，必须是本专业专家，副高级以上职称（含副高级），在所在科室担任一定的行政职务；根据实际工作需要，可吸收部分区县医院和社会办医疗机构专家。内分泌质控中心每年至少组织2次针对本专业人员的质控培训，全面提高本市各医疗机构相关人员的医疗质控整体水平。

内分泌质控中心成立以来，依靠专家委员会开展了大量工作。

1. 围绕地方需求，完成国家任务

内分泌质控中心首先以上海市地方需求为出发点，经过每两年一次的全市内分泌专业基本情况调研，掌握和了解全市内分泌科的基本工作现状，包括各类内分泌代谢病诊断和治疗的基本情况。围绕糖尿病和甲状腺疾病这两个本市内分泌专业的主要疾病（在三级医院占85%，在二级医院占98%），制定相关规范和督查评分表，开展全市性的临床质控培训。在全市普查的基础上，对重点需要督查的单位加强指导和培训。经过4年的工作，全市内分泌质控评分优良率从67%提高至95%。

在满足地方需求的基础上，完成原卫生部交办的全国任务，制定了《糖尿病的诊断和治疗标准》《糖皮质激素类药物临床应用指导原则》

《中国糖尿病患者低血糖管理专家共识》《中国糖尿病患者血压管理专家共识》和《非酒精性脂肪性肝病与相关代谢紊乱诊疗共识》等一系列指南和共识。在此基础上，内分泌质控中心负责起草全国第一批临床路径，目前已先后主持制定23项内分泌专业临床路径和57项指南共识，并经过中心委员单位的试行，已在全国应用。

2. 服务群众、保障基本医疗

内分泌质控中心在成立之初，就将提高医疗质量、深化医疗改革作为自己的任务。在全市内分泌科调研的基础上，制定便携式血糖仪、动态血糖监测系统、胰岛素泵和甲状腺疾病4个规范和评分表，并通过了专家委员会的审批；联合上海市临床检验中心，开展内分泌激素的临床检验质控。瑞金内分泌代谢科以规范和评分表为标准，在此基础上开展全市内分泌科的相关培训和质控督查，指导内分泌科开展工作，开展全市内分泌代谢病临床诊断和治疗培训。同时瑞金内分泌代谢科还征求各个医院对规范和评分表的意见和建议，汇总内分泌科的意见，在专家委员会的指导下修订相关的规范和评分表。此外，中心委员单位还肩负临床路径的推广工作。在工作中，注意倾听和了解各基层医疗机构的意见和建议，注重解决实际问题。经过多年的工作，逐渐形成三级医院以疑难疾病为主、二级医院以常见疾病为主的模式。

3. 开展培训，医疗技术输出

内分泌质控中心早在1996年就建立全国第一家糖尿病宣教中心，至今已为全国培训专业糖尿病宣教教员（医生、护士和营养师）1000余名；内分泌质控中心自1979年开办内分泌代谢病专科医师培训班，至今已举办63届；内分泌质控中心自2005年开始承担卫生部“甲状腺专科医师”培训工作，至今已举办10届培训班。这些培训任务的开展为内分泌质控中心下一步开展“糖尿病的诊断和治疗标准”的宣贯打下了良好基础，并已成为今后承担国家内分泌代谢病临床质控中心培训工作的基础。

（二）2021年中国质量奖提名奖和2019年上海市质量金奖

设立于2012年的中国质量奖，是我国质量领域的最高荣誉，是国家层面对组织质量管理理念、体系和成果的肯定，是每个组织都希望得到的肯定。2021年9月16日，第四届中国质量奖揭晓，瑞金内分泌代谢科“以患者需求为驱动的七大体系内分泌疾病全程质量管理模式”荣膺提名奖（见图5-1）。

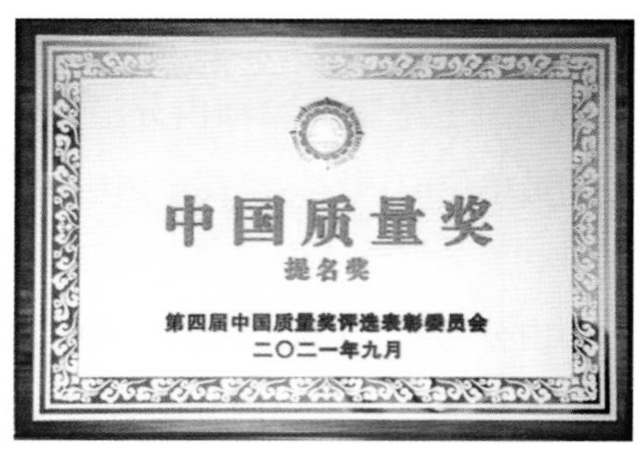

图5-1　瑞金内分泌代谢科获得2021年中国质量奖提名奖

上海市质量金奖是沪上各行业的质量标杆，旨在表彰在质量管理模式、管理方法和管理制度领域取得创新成就的组织和个人。2019年度上海市政府质量奖颁奖仪式上，瑞金内分泌代谢科获上海市质量金奖，是10个获奖单位中唯一获奖的医疗机构。

（三）2021年全国杰出先进专业技术团队

人才队伍是一个组织持续壮大和发展的基础条件。为了鼓励和宣传先进技术团队的经验，全国专业技术人才表彰评选由中国共产党中央委员会组织部、中共中央宣传部、中华人民共和国人力资源和社会保障部、中华人民共和国科学技术部等四部委联合主办，每5年开展一次，重点表彰在国家重大战略、重大科研项目、重大工程中涌现出来的领军人才和创新团队；瞄准世界科技前沿、勇于攻克科技难题、引领支撑国家重大科技战略创新发展的中青年学术技术带头人；在地方区域发展重点领域、战略性新兴产业、传统优势产业等涌现出来的杰出人才；在一线专业技术岗位上长期潜心本职工作，无私奉献、拼搏攀登，有广泛社会影响力的优秀人才；

在决胜脱贫攻坚等大战大考中做出突出贡献的先进模范。2021年，瑞金医院内分泌科获颁“第六届全国杰出专业技术人才先进集体”。

对于公立医院来说，人才是医院持续发展的根本，也是公立医院能够发挥国家医疗体系定海神针的基础。瑞金内分泌代谢科在医院大力支持和五代人的努力下迅速发展。2016年，内分泌团队创建了MMC，目前全国各地近1500家医院加入MMC，让全国的代谢病患者在家门口就能享受高标准的诊治方案。从2021开始，内分泌团队开展1+S项目，使社区医院共同参与慢性疾病服务，造福全国1亿多名糖尿病患者；建立了全球最大的单体代谢舱，希望能通过这类引领性项目，将瑞金经验分享到全世界。

（四）技术质量的安全性

1. 优化、规范的技术方案保障技术质量的安全性

瑞金内分泌代谢科紧紧围绕《“健康中国2030”规划纲要》和《“十三五”卫生与健康规划》，在遵循“健康优先，改革创新，科学发展，公平公正”原则的基础上，努力实现“共建共享、全民健康”的战略主题，努力健全优质、高效、整合型的医疗卫生服务体系，完善分级诊疗制度。瑞金内分泌代谢科建设的MMC项目正充分围绕这一国家战略而实施，在最大程度保证医疗技术和患者安全的前提下，努力提高医疗质量和慢性疾病管理效率。

同时，针对内分泌肿瘤诊治困难、发病率及致残、致死率高的困境，瑞金内分泌代谢科全力提升诊疗能力和创新技术方法，实现内分泌肿瘤精准诊疗，以此来保障针对内分泌疑难、罕见、危重病例的临床诊疗技术的安全性。如，报道中国原发性醛固酮增多症（原醛症）患病率，建立规范诊治方案，使增生性原醛症成为可控制性高血压，制定中国原醛症诊治共识，向全国推广；提出异位促肾上腺皮质激素（ACTH）综合征非典型表现，建立库欣综合征规范化质量管理流程，使诊断符合率从80%升至

96.3%，首创紫纹评估卡实现临床表型定量评价；建立间羟肾上腺素类似物测定，使嗜铬细胞瘤确诊率从48%升至92%，形成国际单中心最大疾病队列。

瑞金内分泌代谢科内分泌代谢病检验中心（中心实验室）具备完善的设备和流程、规范的管理和高效的运行机制。早在2011年就通过了美国病理学家学会（CAP）认可，其后每两年接受一次CAP认可现场复审。CAP认可是全球范围内针对临床实验室认可，是目前全球唯一覆盖实验室所有学科和检测程序的认可项目，在质量和整合性上具有很大的优势。此外，借助先进的信息化管理系统，实验室已实现样本的全流程无人化管理及检验大数据的智能化分析。

2. 通过“预防、预警、上报、跟踪、反馈、改进”提高医疗安全性

瑞金内分泌代谢科以保障医疗安全为临床医疗质量管理体系的重中之重，围绕“患者”，设置“医（生）、护（士）、工（勤人员）”三重屏障，通过“预防、预警、上报、跟踪、反馈、改进”的途径，对临床风险事件（如出现临床危急值，进行高风险诊疗行为，发生药物不良反应等），进行全程管控，确保近5年无重大医疗事故或瞒报、漏报重大医疗过失事件的行为，以及无大规模患者投诉举报情况。

3. 建立健全医疗质量安全风险信息收集及防控机制

建立医院及科室医疗质量与安全管理的两级管理体系。医院负责汇总医疗技术风险上报情况及监管情况，科室收集可能发生的一般医疗风险收集信息并上报；建立新电子医嘱系统、电子会诊系统、结构化电子病历、医疗安全预警上报系统、医务管理平台等，为医疗质量安全风险信息的收集及防控提供支持；修订并完善《上海交通大学附属瑞金内分泌医疗安全预警实践报告制度》《药品不良反应监测报告管理制度》《输血不良反应应急处置预案》等医疗护理管理制度。

（五）技术质量创新实践

1. 用核心技术为百姓看病，回答百姓疑问，解决普通民众健康问题

（1）25项核心技术建设MMC

MMC已在全国31省（自治区、直辖市）近1500家医院推广实施，形成数百个SOP，管理超200万糖尿病患者。

代谢中心MMC项目，在标准化和一站式的基础上，结合物联网+互联网技术，形成包括代谢一体机、眼底人工智能（AI）早期筛查平台、瑞宁知糖系列AI预测软件、院内外云端患者管理软件、电脑数字化病史网络系统等在内的25项核心技术，并不断创新改进，形成有效持续的管理体系和方案。同时，解决广大糖尿病患者预约、挂号、排队、做检查、找专家、配药等看病难问题。

（2）8项核心技术研发代谢性疾病诊疗新方案

先后创新性开发出人体代谢舱技术、面条标准餐技术、肠道益生菌诊治糖尿病及肥胖研究新技术、1型糖尿病及干细胞移植治疗新技术、糖尿病足多学科临床诊治新技术、糖尿病流行病学研究技术、甲状腺结节良恶性遗传分析技术、甲状腺相关性疾病“糖皮质激素周期治疗”方案等8项核心技术，从而丰富了代谢病治疗方案，提升了诊疗效果。

（3）内分泌激素检验核心技术

自2009年起，实验室遵循国际先进的CAP的医学实验室质量认可标准（LAP），借鉴ISO 15189《医学实验室质量和能力的专用要求》的内容和形式，以满足药物临床试验质量管理规范要求为目标，建立健全满足未来发展需要的质量管理体系，包括组织结构、人员、设备、供应、信息、不符合项管理、内部评估、外部评估、服务评价、环境和安全共11项关键的质量要素。

（4）临床样本库管理核心技术

样本库质量管理实现了：①标准化。创建样本库SOP，设计详尽的自动化报表统计，可追踪每次操作的全流程日志。②电子化。创建多种实时环境监控软件系统，实时监测储藏设备的温度、湿度等环境数据变化趋势，手机终端远程监测。③系统化。制定集约化、仓储式、系统化、符合样本库实践的样本编码规则。④人性化。实现了可视化、图形化的展示界面，实时更新样本信息及出入库情况。⑤精细化。自动化样本智能识别设备，避免多次冻融，体现了精细、节能、实用的特点。⑥智能化。利用最新的物联网技术，开发智能移动操作平台、内嵌式物联网管理系统、智能物联网化管理，实现与HIS、LIS、科研数据库的链接。

2. 核心技术或核心业务具备专利

授权PCT国际发明专利8项、中国授权发明专利28项、外观/实用新型专利16项、授权软件著作权22项及商标2项。

（1）PCT国际发明专利8项

①Intestinal Metagenomic Feature as Selection Marker of Curative Effect of Acarbose for Treating Type 2 Diabetes，韩国发明专利授权号10-2018-7003917。

②Intestinal Metagenomic Feature as Selection Marker of Curative Effect of Acarbose for Treating Type 2 Diabetes，日本发明专利授权号特许第6644133号。

③Infusion Pump，美国发明专利授权号10675333B2。

④Uses of Bacteroides in treatment or prevention of obesity and obesity-related diseases，PCT授权号PCT/CN 2014/087994。

⑤Uses of Bacteroides in treatment or prevention of obesity and obesity-related diseases，PCT授权号PCT/CN 2014/087989。

⑥Uses of Bacteroides in treatment or prevention of obesity and obesity-related diseases，美国发明专利授权号10350248。

⑦Uses of Bacteroides in treatment or prevention of obesity or diabetes，欧盟授权号3202891。

⑧Composition for promoting glucolipid metabolism, and preparation and application thereof，澳大利亚授权号AU2019257482B2。

（2）中国授权发明专利28项（见表5-1）

表5-1 瑞金内分泌代谢科中国授权发明专利情况

序号	发明名称	授权发明专利号
1	线粒体琥珀酸脱氢酶基因突变检测方法和试剂盒	ZL200810200341.8
2	输液泵	ZL201010615266.9
3	MEN1基因及其编码蛋白的应用	ZL201310024176.6
4	miR-148用于制备控制胰岛β细胞的增殖的药物	ZL201310303423.6
5	一种脂联素浓度的测定方法及其应用	ZL201210588023.X
6	面条和标准餐以及它们在糖尿病检测诊断中的应用	ZL201310282631.2
7	利拉鲁肽在骨质疏松治疗药物中的应用	ZL201310304186.5
8	检测CCL15趋化因子的试剂在制备筛选甲状腺滤泡癌试剂中的应用	ZL201410286443.1
9	胰腺神经内分泌肿瘤易感基因位点及检测方法和试剂盒	ZL201410235719.3
10	长链非编码RNA Ovol2-AS的应用	ZL201410260768.2
11	miR-885-5p、miR-224-5p在药物制备中的应用	ZL201410260381.7
12	分泌因子GREM2在制备肥胖疾病筛选试剂中的应用	ZL201510494739.7
13	脂肪因子GREM2在制备肥胖症治疗药物中的应用	ZL201510494756.0
14	分泌因子GREM2在制备2型糖尿病治疗药物中的应用	ZL201510494737.8
15	LGR4基因/蛋白用于筛选治疗高胆固醇血症的药物	ZL201610835255.9
16	雷公藤红素联合小檗碱制备治疗代谢综合征药物的用途	ZL201610423939.8
17	肠道宏基因组特征作为2型糖尿病阿卡波糖疗效筛选标志	ZL201510703463.9
18	一种用于研究Graves病的报告基因质粒及其建立方法与应用	ZL201610527900.0

表5-1（续）

序号	发明名称	授权发明专利号
19	一种用于研究Graves病miR-4443的检测方法	ZL201610527913.8
20	嗜铬细胞致病基因二代测序建库用PCR引物及建库方法	ZL201610248095.8
21	基于分子标志物的嗜铬细胞瘤转移预测系统	ZL201710793291.8
22	白色脂肪棕色化关键早期调控因子FGF9的应用	ZL201810766760.1
23	骨钙素制备治疗帕金森氏病药物的用途	ZL 201810419093.X
24	胆汁酸联合标志物在制备用于预测或诊断糖尿病的检测试剂或检测物的用途	ZL 201910501562.7
25	一种有益糖脂代谢功能的益生菌组合物及其制剂和应用	ZL 201711333882 .3
26	拟杆菌在治疗或预防肥胖相关疾病中的用途	ZL 201480082378 .9
27	基于14个SNP位点评估外周动脉疾病患病风险的试剂盒	ZL 201510612237.X
28	脂质联合标志物在制备诊断糖尿病的检测试剂或检测物的用途	ZL 201910031988.0

（3）创新成果获奖情况

瑞金内分泌代谢科以临床需求为驱动，基于科研成果，探索临床体系创新研究，先后获得国家科技进步奖4次。

①《内分泌肿瘤发病机制新发现与临床诊治技术的建立和应用》于2017年获得国家科技进步二等奖。

②《类固醇激素相关疾病的临床及基础研究》于2012年获得国家科技进步二等奖。

③《游离脂肪酸、乙醇在2型糖尿病发生机制中的作用及临床干预》于2010年获得国家科技进步二等奖。

④《单基因遗传性内分泌疾病的基础研究和临床应用》于2008年获得国家科技进步二等奖。

（4）充足的科研经费有力地支撑了临床和基础研究

瑞金内分泌代谢科从临床患者需求出发，采取集体协作、重点攻关的策略，成绩斐然，不仅使瑞金内分泌代谢科成为学科引领者，而且为其的持续发展奠定了基础，成为用核心技术为患者服务的有力武器。

瑞金内分泌代谢科2020年度用于科学研究的直接经费为4305万元，总收入为2.03亿元，科研经费的支出占总收入的21.21%。近3年来由于科研项目的不断增加，科研经费的支出总额也不断增加。2018年和2019年科研经费支出分别为4302万元和4102万元。瑞金内分泌代谢科目前纵向科研项目均为国家级科研项目，在研临床试验10项。国家级科研项目协议经费总计2.10亿元，充足的科研经费有力地支撑了临床研究工作。

（六）技术质量的有效性

瑞金内分泌代谢科在三位一体的创新研究体系和SOP体系支撑下，不断攻克行业临床难题，加强多学科协作，疑难、危重、罕见病例数不断递增。2018年罕见病分子诊断例数875例，2019年1104例，2020年976例，转外科手术治疗人数由2018年的400例提高至2021年的538例。

瑞金内分泌代谢科年收治病种数多达190种，涵盖内分泌所有疾病。收治的患者来自28个省（自治区、直辖市），其中的85%来自其他医院的转诊，其中肾上腺、垂体、性腺等疑难、危重病例约占科室患者人数的80%，病例组合指数（CMI）自2018年的0.825提升至2020年的1.390。为了更好地提升科室对疑难病例的医疗诊治能力，瑞金内分泌自2003年开展内分泌代谢病学科群建设，通过大型疑难、危重病例讨论，提供学科群内部学习和交流平台，建立绿色诊治通道。通过不断地积累，尽管疑难病症逐年递增，但科室一直保持85%以上的治愈比率（包括好转率），也因此吸引了更多的疑难患者来本科就诊。

单病种管理、学科亚专业建设和内分泌代谢病学科群保障了对于危重病例、疑难病例的治愈比率远高于行业内平均水平。内分泌亚专业包括甲状腺、垂体肾上腺、代谢性骨病、性腺、肥胖糖尿病、糖尿病足共6个亚专业。内分泌学科群包括普外科、泌尿外科、神经外科、放射影像、核医学、病理等，并且形成了一系列有学科特色的医疗项目。

1. 代谢性疾病早期筛查诊断的技术发明——“面条餐”

在国内推出“面条餐”，解决了传统馒头标准餐存在的缺陷，提供一种能够保证精确的碳水化合物摄入量，提高患者的接受度和依从度，并解决老年患者由于咀嚼能力下降所带来的依从性问题的疾病诊断新技术。

2. 疾病早期评估的技术发明——“一种脂联素浓度的测定方法及其应用”

可对不同类型糖调节受损人群的大血管病变及其严重程度进行预测评估。因测试方法步骤简单，测量精准，优于市售的试剂盒，已在多家医疗机构中广泛使用。

3. 针对病因治疗的技术发明——“垂体激素输液泵”

实现了促性腺激素释放激素（GnRH）激素脉冲式补充，治疗24周后患者生精或规律月经来潮，男性受育率81.8%，女性受孕率66.7%。该技术属国际领先水平。

4. 疾病管理的技术发明——MMC

创建以MMC为实体的一站式标准化管理模式，以实现患者的规范化治疗与随访。开发应用“MMC医家”“MMC管家”“糖尿病风险评估”等多种软件。研发多种眼底人工智能自动报告系统、可穿戴设备、数据影像云管理等智慧医疗技术，极大地提高了代谢性疾病的管控效率和质量。

5. 疾病治疗的技术发明——“菌群在代谢病中的作用”

在中国青少年肥胖人群中建立“肠道共生菌–代谢物–肥胖”表型关联，并由此分离出有自主知识产权的10株阿克曼氏菌株用于减重降糖，属国际领先水平；发明肠道宏基因组筛选技术，发现B型和P型肠型菌群特征可作为糖尿病药物阿卡波糖的疗效筛查标志；发明雷公藤红素联合小檗碱两种单体联合制备技术，在减少药物使用剂量、降低不良反应的同时，发现其更能显著降低体重和胰岛素抵抗、改善脂质代谢，为代谢性疾病的中医药治疗提供了创新性方向。

6. 建立联合诊疗团队，落实糖尿病足全程随访管理

在糖尿病足管理中，始终以患者为中心，建立糖尿病足的联合诊疗团队，集合内分泌科、心血管疾病科、肾脏疾病科、营养科、骨科、血管外科、护理一起，做好患者的全程随访管理。

7. 1型糖尿病及干细胞移植治疗

采用免疫干预联合造血干细胞移植治疗，利用其免疫重建原理，清除患者体内攻击自身胰腺的抗体，保护残存的胰岛细胞分泌功能。2017年，瑞金医院获得国家干细胞临床研究备案机构资质。

8. 代谢舱技术的临床应用

建立国际首个整合生理、行为的人类生存模拟舱，实时监测人体在舱内氧耗量、二氧化碳排出量，并计算能量消耗，同时通过环境、生理、行为传感器，实时收集多种动态数据，通过人工智能进行人群分类，记录人体对不同疾病的反应性和对不同治疗方案的敏感性，实现疾病精准预测及个体化治疗。

9. 肥胖临床干预研究和遗传学研究

证实“江南饮食模式”能够有效降低体重、维持血糖稳态、降低血压等代谢获益。完成“中国青少年肥胖遗传学研究”，建成2500例青少年极度肥胖患者队列，发现富含亮氨酸重复序列的G蛋白耦联受体（LGR）家族成员LGR4基因激活变异显著增加人类肥胖症和冠心病发生风险。

10. 建立垂体－肾上腺肿瘤临床新技术

建立双侧肾上腺静脉采血（AVS）这一“金标准”技术。对11个省（自治区、直辖市）19个中心利用醛固酮/肾素活性比值（ARR）对1656例难治性高血压患者进行原醛症筛查，最终确诊原醛症118例，报道在中国难治性高血压人群中原醛症患病率为7.1%，文章发表于*J Hypertens*，填补中国此领域空白，并两次参与制定《原发性醛固酮增多症诊断治疗的专家共识》。

11. 建立甲状腺疾病及神经内分泌肿瘤新技术

建立了Graves病甲状腺功能亢进症（甲亢）遗传研究队列以及Graves病甲亢随访队列，并在Graves病甲亢免疫机制方面取得了一系列成果，作为重要循证医学证据被欧洲甲状腺协会/欧洲Graves眼病协作组（EUGOGO）援引，推荐周方案为一线治疗方案，由此改写国际指南。发现甲状腺良性结节与甲状腺癌基因组突变类型和遗传进化路径迥异，证实良性结节不会恶变，为避免过度治疗提供充分循证依据。

12. 建立骨代谢疾病新技术

发现骨钙素是决定健康绝经前女性瘦体体重的独立因素，通过分析糖耐量正常女性骨吸收指标Ⅰ型胶原C末端肽与糖化血红蛋白的关系，创新性地提出骨骼衰竭是2型糖尿病的一个重要发病机制，先后在糖尿病领域国际权威期刊*Diabetes*和*Diabetes*，*Obes Metab*上撰文，系统阐述骨骼对糖代谢和全身能量代谢的调控作用，并第一次提出了骨骼是又一个可以治疗、预防或预测糖尿病潜在靶器官的观点。

第二节 医疗服务质量是组织质量评价的递进指标

服务质量是医疗服务的核心构成部分，患者心理敏感度高于正常人，对服务质量的感觉更加敏感，反馈也更加强烈。基于此，瑞金内分泌代谢科从就医环境舒适性、流程优化、IT系统建设提升就医便利性等方面提升服务质量，让患者感受到温暖的就医环境，患者的满意率一直处于行业顶尖水平。

一、患者与员工满意度，关注便捷性、舒适性与实效性

患者满意度对科室整体形象、经济和社会效益起到决定性作用，同时也影响着科室质量水平的关键指标，因此瑞金内分泌代谢科极其重视提高患者满意度的工作，在科室统一领导，各部门统一协调，从患者就医的获得感、幸福感着手，不断优化服务流程、创新服务模式，竭尽全力提升患者就医感受，确保患者在医院能够充分享有温馨、便捷、高效、满意的服务。

（一）加强人才培养，不断提高医疗技术水平

医疗技术水平是患者较为关注的因素，也是医院生存的重要条件。医疗质量的提高，人才培养是关键，因此，科室制定了人才梯队培养规则，采取多种途径，不拘一格，留住人才。实行竞争激励机制，培养技术骨干，重视科研，尽可能地增加投入科研的人力和财力，鼓励国内外进修学习，并为员工创造施展才华的平台及个人发展空间。

（二）深化医务人员医德医风教育

科室教育员工树立正确利益观，从医者应依法执业，诚信服务，避免医疗费用控制权在医生手中等不良现象。此外，还加强制度建设，规范从医人员行为。

（三）改进服务作风，加强医患沟通

很多医患矛盾是由于医患间沟通不畅所引发，瑞金内分泌代谢科接诊患者时要有一个“归零”心态，淡化自我意识，要耐心倾听及解释，尊重患者；在制定治疗方案时可以让患者参与商定，尽可能提供两种以上的技术服务、价格组合，引导患者达成一致;在治疗过程中要倾注感情，让患

者树立信心，可电话回访指导康复。

二、就医便捷性建设

（一）院内医疗服务流程中的IT系统建设

标准流程SOP化和IT化，是组织提高效率和质量的有效手段。瑞金内分泌代谢科在SOP体系建设的基础上，将大量的诊治流程IT化，借助瑞金医院的就诊平台，实施了便捷措施，减少了患者的时间和经济成本。如每天下午都有专病门诊，患者通过扫描二维码就可预约，避免长时间的排队等问题。

1. 移动助医App

随着智能手机的普及，瑞金内分泌代谢科推出了移动助医App，提供一系列针对内分泌代谢病患者服务，包括预约挂号、在线挂号、检查报告查询、检查预约、候诊提醒、满意度调查等，同时支持支付宝、微信在线支付。实现线上、线下流程无缝链接，使医院掌握互联网+医疗主动权。

2. 瑞金内分泌微信公众号

瑞金内分泌代谢科开通了微信预约平台，内分泌代谢科患者可以关注"上海交通大学医学院附属瑞金内分泌"微信公众号，点击左下角移动助医栏目，即可通过微信获得全功能的就医服务。

3. 瑞金内分泌支付IT化

瑞金内分泌代谢科还开通支付宝服务窗，瑞金内分泌代谢科患者可以在"支付宝"生活号中关注"上海交通大学医学院附属瑞金内分泌"，即可获得全功能的就医服务。

4. 门诊预约流程IT化

患者挂号可以通过便民服务中心现场预约、电话预约、医院门户网站预约、自助服务机预约、医生诊间复诊预约、专科护士台预约、病区出院复诊预约。在瑞金内分泌代谢科，实现了对每个专科、每位医生出诊时间的精准预约时段划分，患者在手机上完成预约，并基本在预约时段1h内能完成就诊，相比以往的4~5h候诊时间，极大提高了患者就诊效率。目前瑞金内分泌代谢科预约门诊形式包括专病和专家（普通、特约和特需），门诊预约比例已占当日挂号量的76%。

（二）诊疗流程的优化及服务效率的提升情况

瑞金内分泌代谢科配合医院积极实施患者信息化管理，全面推行“自助就医”这一模式。目前患者可使用自助就医系统实现自助预约、自助挂号、自助查询、自助打印、诊间结算。目前在门诊，以“先诊疗、后付费”为特征的、基于自助服务机的“一站式”结算服务模式已面向全体患者提供“预先储值、就医扣费”服务。“先诊疗、后付费”实施以来，患者的接受程度和使用程度已大幅提高，挂号量连续增长。同时，瑞金内分泌代谢科是上海首批实现诊间直付、首家开出医疗收费电子票据的医院，自主打印的模式深受患者欢迎。

在瑞金内分泌代谢科打造智慧医院之时，“便捷就医服务”成为其医疗服务亮点。从预约到候诊，从检查互联互通互认到诊间付费，每个就诊环节都因为融入了数字基因而不断地在为患者看病减负。患者可以一部手机走医院，看病变得更智慧。

以前在医院看病经常要备好一个用来装医保卡、病历本、各种各样票据的袋子，可能还装有其他医院做过的化验单和影像片；糖尿病的药名各式各样、五花八门，医生问起很难回答，所以还要带上给医生看的空药盒。看完病后又拿到一个装满药品的塑料袋。就诊者经常手忙脚乱地拎起大大小小的袋子，像打完仗一样“逃离”医院。现在，就诊者已经可以通过瑞金内分泌微信公众号、支付宝和“随申办”移动端使用电子医保码。在门诊诊室，就诊者刷“码”看病，打印电子病历，医生电子签名，开具

"无纸"处方，诊间直付（结算），一气呵成；离开诊室后直奔药房拿药，高效便捷。"医保电子凭证"和诊疗过程"无感支付"的"脱卡""扫码"支付的体验实现了"告别往返跑，支付零排队"，达到了"减环节""减时间"的目标。瑞金内分泌是目前综合性医院全国唯一通过国家电子病历应用水平七级和互联互通五级乙等的医院，这也是全国最高级别。借助上海构建的全市各级医疗机构医生工作站已100%接入的全市就诊检查记录"一张网"，实现了上海所有医疗机构44项检验检查项目的跨院互联互通，一方面减少了患者就诊时携带各类化验检查报告的负担，另一方面避免了重复检验检查，减少了就医负担和时间。

（三）患者就医、治疗流程优化情况

瑞金内分泌代谢科借助专病门诊和亚专科会诊的形式，为患者提供更便捷、更规范和更专业的诊疗服务。专病门诊配备各亚专科的低、中、高年资医师，接收来自普通门诊分流的患者和随访患者。患者在专病门诊就诊时同样可以享受到专家门诊的待遇。专病门诊与住院病房的衔接和整合，以及在住院期间科内的亚专科会诊，保证了患者在每次就诊时合理的医疗花费，有利于帮助患者完成规律随访任务，提升疾病治疗效果和及时了解疾病预后和进展情况。

（四）患者的舒适性管理

适性管理是有效提高患者满意率、树立公立医院良好形象的重要一环。瑞金内分泌代谢科根据慢性疾病一旦患病往往终生伴随的特点，从降低医患时间和经济负担出发，将医疗服务从医院诊治拓展到院外的医疗服务，建立了慢性疾病全过程管理体系，有效节约患者的时间、降低患者的经济负担，赢得了社会一致的良好口碑。

在患者餐饮方面，将饮食和诊疗一体化，实现了良好的互动。修订

《上海交通大学医学院附属瑞金内分泌内分泌代谢病科配膳管理制度》，配合内分泌疾病患者的饮食需求和治疗需要，根据电子系统的饮食医嘱自动生成菜单，并以物联网技术实现无纸化订餐，避免人工订餐可能带来的差错。营养师定期到科室访视，为患者营造安全、科学、有效的膳食环境。

患者回访制度能够有助于医患关系的和谐发展，将医疗服务从院内延伸到院外，为患者提供优质和连续性的医疗服务，尤其是对于慢性疾病患者来说，通过回访制度，可以持续为患者提供健康教育指导，有利于患者康复，减少患者来医院频率和不必要的检查等，有效提高患者满意率。基于此，瑞金内分泌代谢科编发了《上海交通大学医学院附属瑞金内分泌内分泌代谢病科患者回访制度》，将患者的回访进行制度化和常规化管理，并纳入考核体系；定期对所有出院患者通过微信、短信、电话和信函的方式进行回访；安排护士对出院及门诊糖尿病患者持续进行血糖管理的随访，推进医疗质量改进。

第三节
组织经济与社会效益的统一是组织长期发展的根本

公立医院的社会效益是其核心使命，是我国建立公立医院的初衷。因此，公立医院必须思考如何有效发挥其社会效益，为我国全民健康系统的有效运作发挥应有的作用。

瑞金内分泌代谢科从建立之初就积极探索组织的社会责任落地，先后在人才培养体系建设、临床需求驱动的三位一体创新研究体系建设、SOP体系建设与推广、MMC网络建设、积极参与各类社会突发事件等做出了有益的探索，并且成绩斐然。

一、社会责任实践

（一）核心技术或业务的社会价值

瑞金内分泌代谢科为提升质量能力而建立一系列核心技术和业务，这些核心技术和业务为提升中国内分泌代谢病学科的国际学术影响力和改善人民生命健康做出了贡献。

1. 开创中国的糖尿病教育管理

早在20世纪70年代，瑞金内分泌代谢科就已经着手开展糖尿病患者教育和相关防治工作，并在许曼音教授和陈家伦教授的带领下，在全国第一个建立了糖尿病教育管理和评价体系。教育模式涵盖了大组、小组、个体、强化、视听、电话、网络等多种方式。在评价中综合运用国内外成熟的评价量表，以及自创的CSSD70量表。总结多年的临床经验，主编、出版和再版了《享受健康人生——糖尿病细说与图解》一书，受到糖尿病学界和糖尿病患者的高度评价，荣获了国家级和上海市优秀科普作品奖。以此为依托搭建的“糖尿病治疗性教育体系”，于2011年荣获上海医学科技进步奖。教育课程内容涵盖了糖尿病的一般知识、治疗原则、健康饮食、自我管理、心理等多个领域，教育对象包括了新诊断的糖尿病患者、未良好控制的患者、糖尿病家属以及其他高危人群。同时根据患者需求，又先后开发和建立了患者自我管理经验交流会、厨房门诊、名医与患者面对面等形式生动的专病门诊。通过积极组织各类社会公益活动，全面提升糖尿病健康促进工作的效果。2005年至今，每年举办“糖尿病日教育活动”，并在上海市慈善基金会的支持和参与下发起糖尿病互帮互助捐助活动。举办糖尿病大型公益图片展，举办糖尿病与健康美食烹饪大赛，与人民日报合作举办糖尿病降糖达标大型知识巡讲，举办糖尿病与青少年彩绘大赛，并主办浦江糖尿病教育论坛。

2. 创建MMC，为“健康中国2030”贡献力量

针对我国糖尿病等代谢慢性疾病的严峻防控形势，瑞金内分泌代谢科开创性地在全国建立MMC项目，立足“一个中心，一站服务，一个标准”核心理念，打造线上线下服务、院内外互联、患者多重获益的代谢性疾病全病程管理模式。

这种标准化的管理模式通过各个SOP以及代谢一体机、眼底读片系统、瑞宁知糖AI预测软件等核心技术，已同质化地在全国近1500家医院推广实施，管理患者超过200万，大大提高了我国各地区的糖尿病诊疗水平，使患者的代谢达标率在短短1年内翻番，达到甚至超过了发达国家的水平。由此为“健康中国2030”战略做出慢性疾病防治的重要贡献，具有良好的社会价值和影响力。

以该项目作为主要成果之一，王卫庆教授还于2020年4月荣获上海市技术发明奖一等奖。在未来，宁光院士还提出了代谢中心的远期目标——实现两个“1000”，即建立1000家代谢中心，管理1000万糖尿病患者，以期为我国的卫生事业做出慢性疾病管理的巨大贡献。

3. 发明用于纠正代谢性疾病上游病因的新型技术

瑞金内分泌代谢科与上海微创生命科技有限公司所共同自主研发的“垂体激素输液泵”，实现了GnRH激素脉冲式补充，模拟生理分泌模式，治疗24周后生精或规律月经来潮，男性受育率81.8%，女性受孕率66.7%。这种创新性的治疗方式在疗效和安全性方面显著优于传统药物。该产品还获得了中华人民共和国医疗器械注册证。

4. 建成中国最大的内分泌代谢病临床样本库

瑞金内分泌代谢科重视临床生物样本库质量建设，创建的全国代谢性疾病临床研究合作网络，是中国医疗领域中最早实现可溯源、可跟踪、可交换、系统性、规模化的开放共享式智能生物样本库信息化管理体系，其

中包含全国代表性、覆盖区域最广泛的65万人、600万份代谢性疾病前瞻性研究队列和生物样本库，为代谢性疾病基础与临床研究提供资源共享平台。以临床生物样本库为基础，首次完成全国范围的口服葡萄糖耐量试验结合糖化血红蛋白明确诊断2型糖尿病的调查，揭示糖尿病已经成为中国公共卫生重大问题之一；创新性揭示肠道菌群–氨基酸关联的重要作用，提供肥胖症治疗的崭新靶点。

5. 成为中国唯一经CAP认可的内分泌临床检测中心

2011年通过CAP认可，成为全国唯一获得此项认可的内分泌临床检测中心，并于2020年再次通过CAP认可现场复审。实验室严格遵守各级管理机构的相关技术标准，以质量管理为核心，质量创新为抓手，质量效益为目标，为临床一线工作者和临床患者提供高质量服务。

6. 创建“精细定量人体代谢特征”的中国首个人类生存模拟舱

通过环境、生理、行为传感器实时采集20余种指标，其中12种为世界首创，应用人工智能技术研究人体在不同状态下对疾病和治疗方法的反应，实现疾病精准诊断及治疗。该技术平台创新再现人体生存和代谢环境，形成真实世界的人生存和代谢模拟实验室，与虚拟“代谢人”形成互为提示和印证的实验系统，从而建立疾病表型组—基因组—肠道宏基因组等多组学整合的、系统的、多样的、开放的和可计量的人类代谢模拟体系，搭建“人体生存模拟舱”等共性技术功能性平台，带动上海慢性疾病远程、虚拟、实时诊治系统的研发和产业化。

（二）建立人才梯队培养体系，致力内分泌专业知识的普及

瑞金内分泌代谢科在加强自身队伍建设的同时，运用自身的专业优势和学术优势，面向全国同行开展培训。自1979年创办“全国内分泌医师进修班”以来，培养全国内分泌专科医生5000余人。

瑞金内分泌代谢科70年来致力于内分泌专业知识的推广和普及，主编

出版《糖尿病学》《临床内分泌学》和《瑞金疑难病例选（第一版）》《瑞金疑难病例选（第二版）》等多本学术专著，2020年10月主编的全国统编教材《内分泌内科学（第二版）》被推荐为全国首届优秀教材（研究生教材）奖，为提高中国内分泌学界的学术水平及传播国内外新知而不断努力。

创办了《中华内分泌代谢杂志》、*J Diabetes* 两本期刊以及代谢网媒体平台。

二、积极参与社会公益支持

社会公益也是公立医院落实社会效益的一个重要方面，从建立之初，瑞金内分泌代谢科就发挥自身优势，积极参加各类社会公益活动。

（一）对外援助

2人次参加援助摩洛哥医疗队，为中国的对外医疗援助工作做出了极大贡献；12人次参加了援疆、援藏、援滇的工作，为边疆培养了一支带不走的医疗队。

（二）科普宣教

（1）通过义诊、网络教育、上媒体讲座、下社区宣教等方式普及内分泌健康知识，提高内分泌患者的防病意识和能力。

（2）编写内分泌疾病的漫画手册；每月定期撰写内分泌原创科普文章，并在代谢网、新民晚报、康健园等公共平台和报纸杂志发表，网上点击率均在万次以上。

三、社会对瑞金内分泌代谢科的评价

一分耕耘，一分收获，瑞金内分泌代谢科的成绩也获得社会的广泛认可，收获了来自各个层面的好评：

·2019年荣获国家卫生健康委员会颁发的“全国卫生系统先进集体”；

·2020年4月，获得上海市人民政府颁发的“2019年上海市质量金奖”；

·2019年5月，获得上海市总工会颁发的“上海市劳模创新工作室和上海市五一劳动奖状”；

·2019年10月，获得上海市总工会颁发的“上海市劳模创新工作室”。

瑞金内分泌代谢科在组织效益方面，以“体现公益本质”为核心，从细化诊疗行为全过程质量管理计划入手，将临床诊疗与科研创新有机结合，形成“临床提出问题、研究理论探讨、技术开发、产品转化、服务临床、行业推广”的闭环，实现了质量管理促进发展，发展推动质量优化的良性循环。

本章小结

公立医院的公益性本质上是一个价值问题，公立医院的社会责任理当去回应社会主义和谐社会的价值诉求。公立医院的非营利性、社会公益的属性决定其必须对国家、社会、人民群众负有社会责任，有义务帮助政府实现对公共卫生领域的宏观调控，为社会提供优质、价廉、高效的基本医疗服务，有责任着力解决当前“看病难、看病贵”的民生问题以及解决基本医疗的公平性、可及性等医疗领域突出的社会问题。公立医院只有在医疗卫生的实践中，才能不断地实现其社会责任的价值。瑞金内分泌代谢科达到了上述要求，并且创新性地构建了MMC体系，实现了医疗技术优势、管理优势的全国共享。在未来，瑞金内分泌代谢科将继续坚持以公益性为核心，根据社会的需要动态调整科研和服务体系，继续成为践行社会公益的排头兵。

06

CHAPTER

第六章

瑞金经验，世界分享

以开放的心态积极推广瑞金内分泌经验，践行公立医院高度的社会责任，立足中国，走向世界。

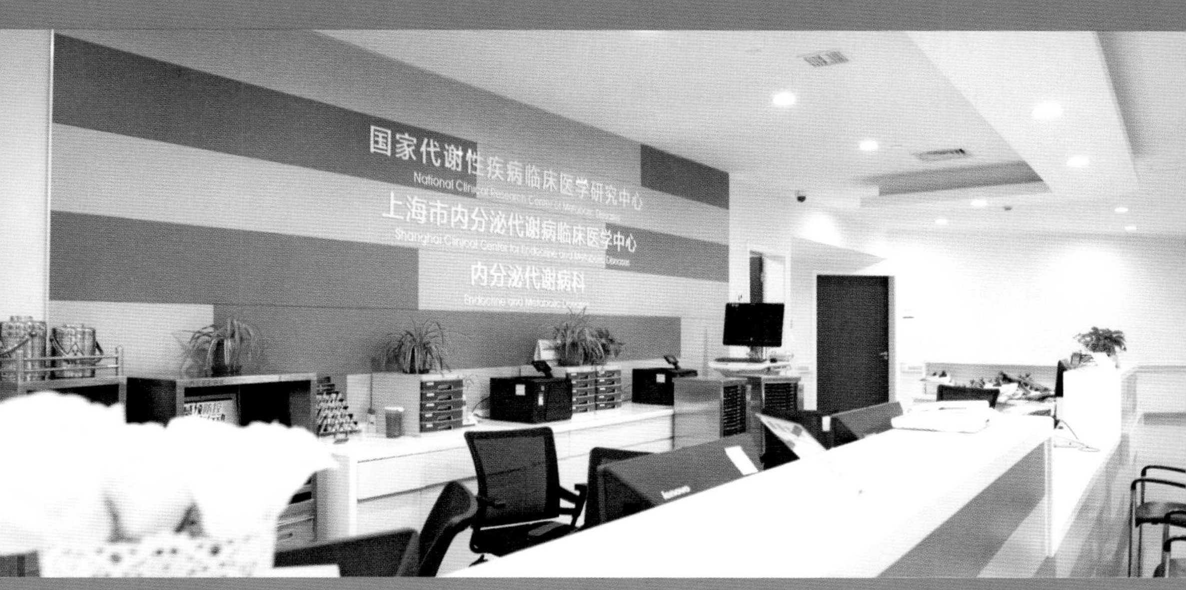

知识是人类进步的阶梯，知识共享是推动全人类进步的有效手段。瑞金内分泌代谢病科聚集了一批胸怀大志、埋头苦干的医疗工作者和科研人员，他们秉承“用心呵护您健康”的仁爱之心，形成了富有协作精神、不计个人得失、甘于奉献、有超强执行力的工作团队，持续将科研赋能临床，从临床发现问题，用研究解决问题，探究发病机制，开展新技术，以更敏感、更先进、更可靠、更实用的方法，提高疾病诊断率和治愈率，造福患者，真正实现医学转化的理念。同时，他们以开放的心态，积极将瑞金内分泌代谢科的经验和体会介绍给国内外同行，向世界分享瑞金经验，展现了瑞金内分泌人的职责和担当。

在经验分享方面，瑞金内分泌人从不同角度出发，确保专业知识的推广落地：

- 多渠道、多方式的经验推广手段。瑞金内分泌代谢科采取了培训、行业标准编发、搭建学术交流平台、开展科普宣传等方式来推广瑞金内分泌医疗成果，力求在更大层面上实现与同行的知识分享。
- 通过探索建立MMC中心，实现了瑞金内分泌代谢科医疗资源的最大化共享，为我国有限医疗资源效力最大化提供一条可借鉴的道路。

第一节
多渠道、多方式的瑞金内分泌经验推广

一、开展培训，推广瑞金内分泌经验

20年来，瑞金内分泌代谢科始终围绕临床，以转化医学的理念解决临床问题，取得一系列丰硕成果，并通过全国学习班和国际会议等形式，向国内外同行分享瑞金经验。

瑞金内分泌代谢科还重点建设上海市内分泌临床质控网络，包括各区县的质控小组；继续开展和推广内分泌代谢病临床诊疗规范和临床路径的培训；继续完善全市内分泌专业的全覆盖调研，总结分析内分泌专业的基本工作情况；加大内分泌代谢病质控工作的宣传，建立内分泌质控中心网站；并在以上工作的基础上，筹建全国内分泌代谢病临床质控中心。

瑞金内分泌代谢科的国家级继续教育学习班深受全国同行欢迎。例如，2021年1月9日至1月30日每周六、周日上午以线上直播形式举办“瑞金内分泌20年临床和基础研究汇展”暨2021年国家级继续教育学习班，系统介绍近20年的临床和基础研究成果。每次直播吸引2万多人次参加，获得全国同行高度好评。于2022年4月16日至4月25日再次举行国家级继续教育学习班暨“瑞金内分泌诊疗技术汇展”学习班，吸引全国1万多名医护人员实名注册，观看量达11万。在这些学习班上，瑞金内分泌代谢科向大家汇报了各种创新技术在临床诊治、实验室检查和基础研究中的应用，也向大家展示了瑞金内分泌代谢科和妇产科之间的合作成果，其内容丰富，实用性强，引起了广泛讨论，反响热烈。

二、搭建国际学术交流平台

为了搭建中国与国际医学权威学者的学术交流平台，2011年宁光院士创建了CODHy亚太会议（Congress on Controversies to Consensus in Diabetes, Obesity and Hypertension，CODHy Asia Pacific），目的是促进糖尿病与代谢性疾病的国际交流，让更多的国际同行了解中国糖尿病、肥胖症和高血压领域的学术发展，提升我国内分泌代谢学科的国际地位。CODHy亚太会议每年5月在上海举行，由瑞金医院承办，会议聚焦学术前沿、在思辨中开拓，不断提出革新的证据和创新的理念，为糖尿病、肥胖症和高血压等慢性非传染性疾病的防治形成科学规范的诊疗路径和管理模式，因此成为吸引全世界专家的盛会。会议不仅有本领域国际知名的专家教授担任会议讲者，更有在基础研究领域为人类医学发展做出杰出贡献的诺贝尔奖得主参加，还有国际知名期刊的主编出席，彰显了会议的国际学术影响力。

会议不仅深入讨论糖尿病、肥胖症和高血压诊疗领域的变革，从争议走向共识，还积极探讨新形式下的糖尿病管理模式，探索数字健康在糖尿病、肥胖症和高血压治疗中的应用，强调临床证据对公共卫生决策的重要意义。为表彰青年科学家的优秀研究成果，鼓励其科研热情，CODHy亚太会议还设立CODHy青年科学家奖，为年轻科学家搭建向世界展示风采的舞台。高水平的会议也使广大基层医生能近距离与国内外知名专家交流，更新知识，提升疾病管理和医疗服务质量与效率。

2020年和2021年的CODHy亚太会议打破时间和地域的限制，以线上的形式召开，让观众即使远隔万里，也能感受到这场国际化会议的魅力，每次都有超过8万余人次通过网络线上观看。会议的3D虚拟展馆是一大亮点，其突破传统视觉传播，注入互动多媒体体验以及融入数字创意内容，使展示更具科技感、艺术感和多元化。2021年的CODHy亚太会议上，大会联合主席宁光院士和Itamar Raz教授共同宣布成立一个崭新的国际化协会——糖尿病和肥胖管理协会（DOMA），旨在汇聚全世界知名内分泌专家和糖尿病专家，寻找新方法、新技术和新理念，来管理糖尿病，提升糖尿病患者的生活质量。DOMA将成为拥有丰富资源的平台和智库，将科学发现运用到实际工作中。通过CODHy亚太会议和DOMA平台，瑞金内分泌代谢科携手全球的专家，开展有价值的研究，引领国际主流，展开国际交流，分享成果，走向世界。

三、开展科普宣传

瑞金内分泌代谢科积极参加医院门诊组长的科普宣传周周讲活动，普及相关疾病知识，讲课的内容包括：难治性高血压的诊治；甲状腺结节的诊治；骨质疏松症的防治；糖尿病管理新模式MMC介绍等，每次都吸引数百位患者参与，受到患者及其家属的欢迎。

瑞金内分泌代谢科始终以“解决内分泌代谢病领域临床重大科学问题，祛除病家疾苦，用心呵护您的健康”为使命，在内分泌代谢病临床诊断、治疗和分子遗传学、生物学研究领域不断突破，并形成一整套规范，构筑内分泌全程质量管理七大体系——“临床、研究、样本库、检测、创新、教学、代谢中心”。这七大体系的构筑、完善和实施不仅获得了2019年度上海市质量金奖，更在各种内分泌代谢性疾病等慢性疾病流行趋势日益加重的背景下，成为向患者和普通民众宣传健康生活理念、提供优质医疗服务的最佳平台和可靠保障。

民以食为天，提高人民的健康水平，不仅要靠各种医学诊疗手段，健康饮食意识的形成至关重要。基于流行病学证据，瑞金内分泌代谢科认为，长江中下游居民在过去数百年乃至上千年形成的饮食结构（传统“江南饮食”）较为优化健康，有利于心血管代谢性疾病的防控，可以成为向国人推荐的“健康饮食模式”。为此，瑞金内分泌代谢科提炼江南地区几百年来饮食中的健康组分，将其称作“（传统）江南饮食”，并制作专题访谈，通过代谢网向广大民众推荐这一饮食方案。

第二节 MMC为重大慢性疾病带来的难题提供“中国经验”

瑞金内分泌代谢科进一步扩大MMC标准化管理理念的国际影响力，多次接待外国学者和领导人参观，国际知名医院多次组团来瑞金MMC参观交流，对代谢中心先进的诊疗模式给予了高度肯定。

在第18届国际内分泌大会上，王卫庆教授受邀作为8个大会报告者之一，做了题为“Diabetes in China”的大会报告，介绍了中国糖尿病管理的成功经验——MMC的标准化管理模式，其管理经验和管理成效引起在座五大洲的糖尿病和内分泌专家的高度兴趣，期望得到MMC的管理真经。2020年11月，为了促进国家内分泌代谢性疾病的临床诊断和治疗以及发病机制、流行病学研究的深化，降低我国主要代谢性疾病的发病率，提高早诊率及治疗控制率，瑞金内分泌代谢科发挥领军作用，组织开展“国家代谢性疾病临床医学研究中心省级分中心”项目，并在第三届中国国际进口博览会上正式启动。该项目首期将在全国建设26家省级分中心，并落实代谢性疾病优质诊疗体系在当地的建设，以此进一步提高我国代谢性疾病诊疗水平以及慢性疾病管理水平，为“健康中国2030”战略目标的实现提供有力支撑，同时为重大慢性疾病带来的世界级难题提供“中国经验”。

目前，MMC项目已经在全国近1500家医院推广实施，覆盖全国31个省（自治区、直辖市），管理患者总数200多万人。该项目通过成立“长三角标准化代谢性疾病管理中心联盟”（长三角MMC联盟），提高长三角区域代谢性疾病的分级诊疗制度的建设，加快实现长三角区域内代谢慢性疾病管理的“五个统一”；通过“重走长征路”及“健康中国MMC西部行”活动将先进的医疗设备、科学的治疗理念带进革命老区和西部贫困，为老区和西部地区送去关爱；在基层工作推进中，开始试点在上海松江、嘉定和崇明、浙江玉环、江苏启东、北京通州等20余个城市或地区逐渐推行“1+X”模式（即以1家MMC区域中心为牵头单位，联合若干城市二级医院、卫生院、社区卫生服务中心等MMC基层中心，构建“1+X”分级联合体，纵向整合医疗资源，形成资源共享、分工协作的管理模式），逐步推进代谢性疾病专科分级联合体模式，推进基层首诊、双向转诊，建立健全代谢性疾病的分级诊疗体系，提高基层糖尿病健康管理水平，改进代谢性疾病医疗服务质量。“一站式”的就诊环境让患者的就诊体验得到明显提升。截至目前，该项目已先后建立492个SOP，25项核心技术（其中专利12项，登记软件著作权13项）。这些新技术和新规范使代谢中心在疾病的诊断筛查、标准流程、网络系统及疾病预测4个方面具备了核心竞争力。

Itamar Raz博士专门撰写了《庆祝MMC六年的经历和壮大——来自MMC的经验》来介绍MMC的成就，摘抄如下：

在过去30年里，糖尿病患者，特别是2型糖尿病患者的数量急剧增加，目前，已有超过4.4亿人受到全球糖尿病流行的影响。据国际糖尿病联盟（International Diabetes Federation ，IDF）2013年的预测：截至2035年，全球糖尿病患者人数将增至5.92亿。仅中国，在1993年到2007年间，糖尿病相关医疗费用从22亿元人民币飙升至2000亿元人民币，预计到2030年将超过3600亿元人民币。

为改善中国慢性疾病的管理，有效地预防危险因素至关重要。由于中国不同地区的经济、文化发展和医疗服务标准不尽相同，推荐的糖尿病指南与实际的糖尿病保健之间仍存在差距。为了寻求解决方法，一个可以在全国各地复制的标准系统，“国家代谢管理中心”（National Metabolic Management Center ，MMC）于2016年成立。

MMC旨在推出一种基于互联网健康信息平台的新型代谢性疾病社区管理模式。此外，MMC有助于提高患者治疗的依从性和有效性，从而使患者、医生和医务人员都能从中受益。MMC专有的电子医学数据库支持对糖尿病的流行病学、预防、诊断和治疗进行动态大数据分析。与此同时，全国标准化的护理体系也为糖尿病治疗和预防的前瞻性介入研究提供了协作平台。因此，来自 MMC 医院护理的大量数据和证据有助于实现长期的最佳健康结果，从而在全国范围内实现可复制的标准护理模式，为未来医疗政策的制定和完善奠定基础，在可预见的未来将中国糖尿病发病率降低1%，糖尿病相关并发症降低10%。

目前，中国1000多家MMC诊所实施的“一个中心、一个站点、一个标准模式”的梦想已经实现。为了建立代谢性疾病标准化诊疗和长期随访平台，医院和诊所在设施、布局、数据库、日常运作等方面共享相同的结构。通过这些MMC，患者可以享受一站式护理，获得从注册、检测到技术创新的一系列综合服务。

在6年时间内，虽然部分诊所的护理水平仍有改进和提高的空间，但MMC极大地改变了全国的预防和治疗模式。这是医学上的重大突破，未来几年应该在中国各地实施。

***J Diabetes* 主编对MMC评价的摘抄如下：**

目前的研究表明，对糖尿病患者的医疗服务通常不是最佳的。各项研究反复发现大多数糖尿病患者未能实现HbA1c、血压、血脂的综合达标，而综合达标通常被认为是预防微血管和大血管并发症的必要因素，这并非医疗质量差的问题，而是应该被重新定义为糖尿病管理的困境，代表当前医疗保健提供方法的系统问题。为了解决这一问题，中国的MMC于2016年成立，在医疗上为管理糖尿病患者以及存在糖尿病风险的人群创建了一个结构化的治疗方法。MMC治疗方案遵循国际和国内的指南，根据患者的年龄、预期寿命和现有的慢性并发症制定HbA1c、血压和血脂的目标。

最近，来自10家MMC中心的数据分析发表在国际期刊*J Diabetes*上。MMC真实世界的数据已经被用来探索有效可行的糖尿病分级管理策略，例如对那些使用非胰岛素降糖药物无法实现血糖达标的患者启动胰岛素治疗的方案选择。对平均随访时长为20.1个月的19 908例2型糖尿病患者的结局分析显示，更频繁的就诊显著改善了代谢结局，特别是在那些年龄更轻、基线HbA1c更差的患者中。其他来自MMC的研究表明，久坐行为与颈动脉斑块形成有关，蛋白尿和低肾小球滤过率（eGFR）与较大程度的动脉粥样硬化有关，以上令人鼓舞的真实世界研究证据强调了生活方式干预和代谢目标实现在减少糖尿病并发症中的重要性。

未来，MMC将使“大数据”互联网技术和精准医疗应用于糖尿病管理领域，从预测、诊断、治疗到预后。基于人工智能的糖尿病视网膜病变筛查可能是一个很好的例子。然而，MMC在未来仍面临许多挑战，有提升的空间。我们相信，随着更多的干预研究和长期随访的证据出现以及更多新技术在MMC中的临床转化，进一步改进的治疗方法将使我们能够打破阻碍全球数亿糖尿病患者获得最佳治疗结果的“治疗惰性”的循环。

一、MMC的社会责任和社会影响

（一）贯彻落实党和国家方针政策

紧紧围绕《“健康中国2030”规划纲要》和《“十三五”卫生与健康规划》贯彻落实党和国家方针政策，MMC项目初现成效，上海瑞金医院MMC总中心荣获2018年度第二届“上海医改十大创新举措”，同时荣获“第五批国家级专家服务基地项目”。MMC项目多级网络见图6–1。

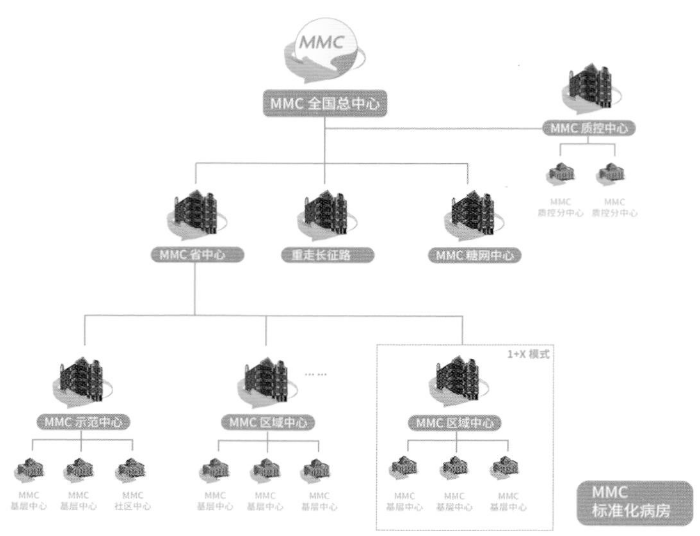

图6-1　MMC项目多级网络

（二）提高社会责任的四大特征

（1）MMC“1+X”模式有效促使分级诊疗制度在技术上和操作上成为现实；

（2）MMC“1+X+F”的家庭端设计实现互联网医疗；

（3）拥有高质量患者数据，可以通过精算分析提供医保和诊断相关分组（DRG）的解决方案；

（4）解决患者慢性疾病管理的多点治疗产生的不便和资源浪费，将显著降低医疗支出，减少药占比，并最终降低各种并发症和死亡率。

（三）重走长征之路，再现长征精神，为老区人民送关爱

2019年八一建军节期间，宁光院士发起了MMC从上海“瑞金”到江西“瑞金”，“重走长征路”的活动（见图6-2）。

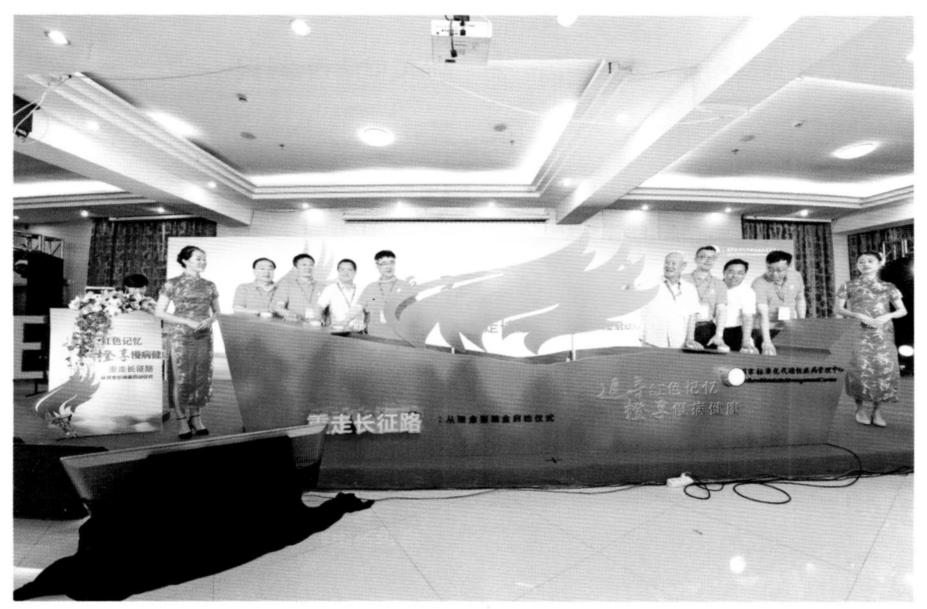

图6-2 MMC重走长征路

“重走长征路”的主旨是：帮助医院建立MMC分中心，支持MMC所需的仪器设备和网络软件系统，使当地糖尿病患者享受全国统一标准的一站式诊疗管理服务；辅助MMC分中心进行流程和体系的标准化。结合项目SOP，建立MMC标准化诊疗和管理的落地，帮助代谢性疾病患者长期随访和管理，建立远程会诊支持系统，指定MMC区域中心定期与当地基层MMC做远程会诊。帮助当地糖尿病患者获得三甲医院医生的面对面诊疗指导，帮助当地内分泌医生提高诊疗认知和实践能力。

在宁光院士的推动下，长征沿线32个县医院将逐步打造标准化的代谢性疾病全程管理模式。瑞金内分泌代谢科最终的目标是，将先进的医疗设备、科学的治疗理念带到老区，为老区人民送去关爱，从医疗服务角度再次弘扬长征精神。

（四）造福西部，健康中国——“MMC健康西部行”活动

2021年5月，由宁光院士领衔、王卫庆教授带队的MMC专家组开展“MMC健康西部行”活动，旨在庆祝党的百年华诞，为西部老百姓进行慢性疾病义诊，同时进行基层医生慢性疾病管理的培训，努力提高中国慢性疾病管理的整体水平，早日实现健康中国。他们深入祖国西部大地，从上海到兰州，再到西宁、克拉玛依，最后再到乌鲁木齐，全程距离超过4500公里，先后开展了糖尿病等代谢性疾病的健康宣教、义诊和医护培训以及MMC中心医院的集中揭牌仪式，为当地老百姓带去了MMC的橙色健康之风（见图6–3）。

各个医院的领导专家纷纷表示，MMC走向西部，聚焦基层医患，致力于成为健康扶贫员们健康中国的有力支撑，今后将一如既往地支持和配合MMC的各项工作开展，让MMC标准化管理惠及更多的百姓患者。使MMC的质量精神在祖国大地遍地开花、播种发芽。

二、创新的服务管理模式

MMC的慢性疾病管理新模式，将循证医学、转化医学、精准医学、智慧医疗进行了有机融合，把先进的诊疗设备与物联网技术整合为线上线下一体化的整体解决方案，实现了对患者的全方位诊疗和健康管理，从根本上改善医疗资源及医护配置问题，让全国各地的患者都可以享受到源自中国排名第一内分泌学科的慢性疾病管理模式，从而促进全民健康水平的提高。代谢中心项目将真正实现对代谢性疾病的早期发现、干预前移，提高国民健康素质，降低国家医疗负担，实现双赢。

MMC经过前期3年的探索，已陆续建立492个标准操作规范SOP，涵盖了从项目立项、标准建设、验收培训、随访流程、血样采集、治疗路径，到质量控制的各个环节，有效指导各MMC参与医院的建设和执行，

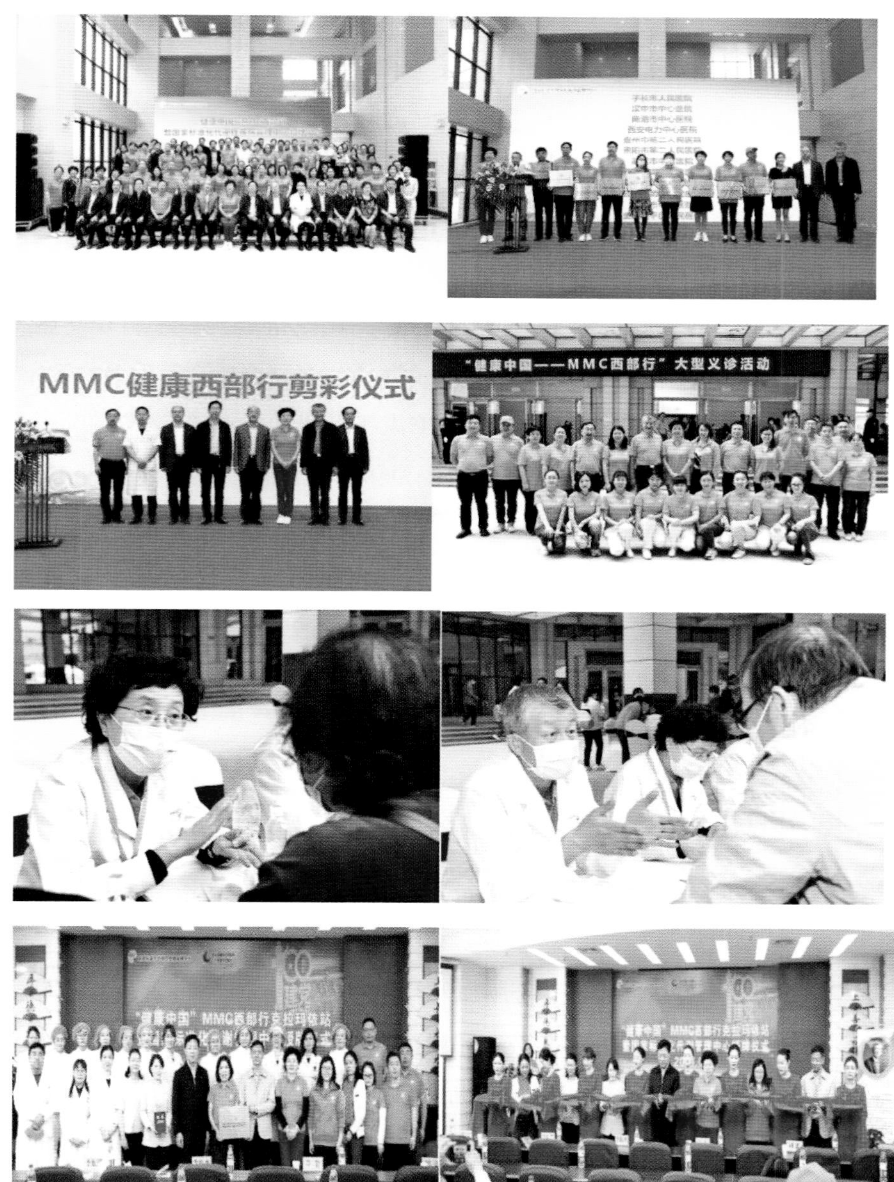

图6-3 MMC西部行

并通过认证官、督导官、巡查员等不同层级的督导制度，形成环环相扣的督导流程来监督中心的日常运行和督导组的内部工作。

加入MMC的各个医院均配备了独立的场地、统一的标识、专职的医护人员、必需的医疗仪器、标准的网络系统。以上述标准化配备为基础，执行MMC各项工作要求。

与此同时，MMC将智慧医疗赋能临床实践，陆续开发了MMC“代谢一体机”、“瑞宁知糖”糖尿病风险评估系统、“代谢指数”糖尿病并发症风险评估系统、MMC医护工作站、MMC App/微信公众号、MMC远程会诊系统、MMC糖尿病视网膜病变读片系统、MMC人工辅助决策系统等代谢疾病管理创新性产品，为MMC的医院及医生提供了有效的疾病筛查及诊疗工具，建立了立体的MMC网络管理系统。

全国MMC患者的血糖水平得到有效控制，血糖达标率从基线的18.65%提升至45.46%，代谢指标综合达标率从6.2%提升至17.94%，超过世界先进国家水平。同时空腹及餐后血糖、血脂、体重等代谢指标也获得显著改善。

三、患者满意度

（一）患者诊疗新模式

代谢性疾病患者通常合并心脑血管疾病、肾病、神经病变、视网膜病变等，单一的检测项目往往难以满足规范的临床诊疗需求。传统的就医方式，患者就诊时需要多次挂号，不断往返于不同科室，增加了患者负担；而患者进入MMC接受诊疗，只需挂一次号，在一个中心内就能享受快速检测，MMC代谢一体机汇集眼底、神经、B超、心电图、血管功能等多项检查，减轻了患者负担。

（二）患者院内就诊率、复诊率提高

代谢病门诊、患者宣教中心、临床检测中心、数据中心，功能区域划分明确，对患者来说，MMC为他们提供更全面的诊断和治疗，改善预后，减少医疗负担，患者就诊率、复诊率都大大提高。MMC覆盖患者总人数、每月新增患者人数趋势图见图6-4、图6-5。

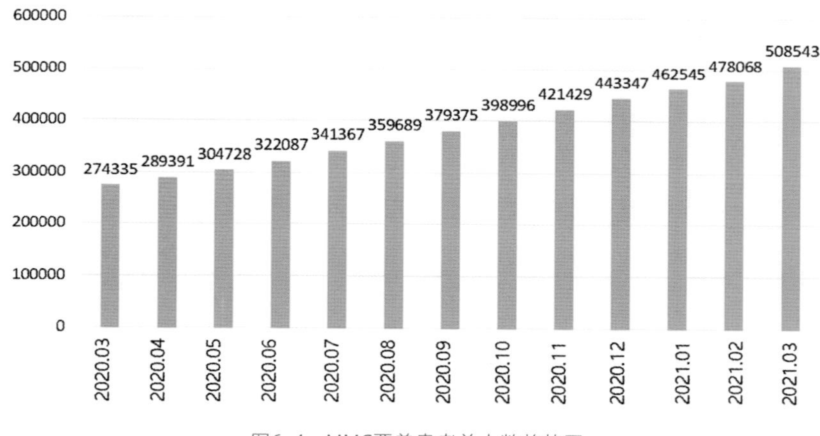

图6-4　MMC覆盖患者总人数趋势图

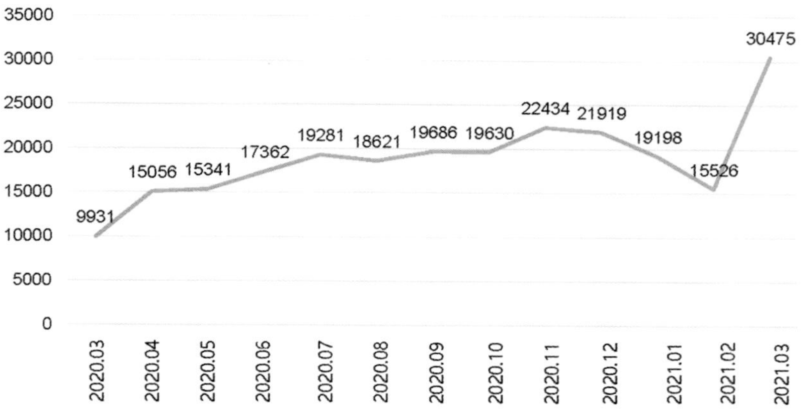

图6-5　MMC每月新增患者人数趋势图

（三）患者院外App全方位自管

配合App进行患者院外管理，患者通过患者端（MMC管家App）还可以在家里通过移动终端自主上传血压、血糖、运动、饮食等检测数据，接收服药/复诊提醒，查看报告和记录，并预约下一次就诊。医生通过医生端（MMC医家App）及时了解患者相关指标，更精准地为患者调整处方意见。MMC手机端App用户人数趋势图见图6-6。

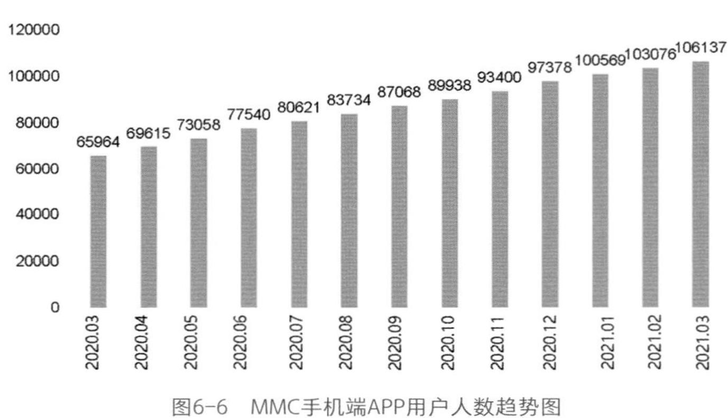

图6-6　MMC手机端APP用户人数趋势图

（四）患者就诊管理标准化

标准化的检测、标准化的诊疗、标准化的数据、标准化的随访管理、标准化的科研、标准化的服务，让患者在全国任意一家MMC都能享受到同质化的代谢病随访和管理服务。

四、重在技术突破

瑞金内分泌代谢科有计划地实施创新改进工程，改进“代谢一体机”，构建真正的“一站式”检测服务。优化MMC工作流程，践行“人性化”及“一站式服务”医疗服务观念，通过“代谢一体机”整合现有及最新的MMC相关检测。该一体机是一个可扩充的检测平台，根据临床需要，可以配置动脉粥样硬化检测（PWV+ABI）、内脏脂肪、免散瞳眼底照相、神经传导速度检测、心电图、B超/血管内皮功能检测等单元，使患者无须移动即可在一个空间内完成各项代谢性疾病相关检测，减少患者多科室来回奔波，同时又能减少放置各类检测仪器设备所占用的空间，降低医护人员的劳动强度，并保证检查的准确性。

进一步加强平台建设，搭建标准化、结构化的数据管理系统。通过数据加密处理在充分保证数据安全性和患者隐私的前提下，在院内实现与HIS/LIS系统的对接，实时采集患者的个人病史资料和各项检测数据，方便医生针对检查数据提供更及时、更精准的诊疗方案。在院外，患者还可通过血糖仪、血压计等家用检测设备，将每一次检查数据及时同步到中心数据库，从而实现对患者的健康状况的实时全程管理。

进一步完善远程会诊系统，依托MMC实际就诊数据、持续性随访病历的疑难病例会诊平台。平台一方面集各中心力量解决疑难复杂代谢性疾病的方案制定，另一方面也使三级医院的优势医疗资源得以下沉，以服务更多基层中心，并最终为全国范围内的代谢病远程医疗全覆盖提供参考方案。

本章小结

公立医院作为社会医疗体系的主体，其在医疗体系中所发挥的社会效益远大于经济效益。瑞金内分泌代谢科从建立伊始就把经验分享的基因植入了组织文化中。经过多年的发展，瑞金内分泌代谢科在经验推广和人才培养方面呈现出长期坚持、多渠道、全方位的特点，并且创新地通过建立MMC实现了覆盖全国的慢性疾病防治体系。用“因为难能，所以可贵”来评价瑞金内分泌代谢科的社会工作一点都不为过。

随着我国社会老龄化的逐步加深，慢性疾病的防治需求越来越迫切，瑞金内分泌代谢科会一如既往地将社会需求放在首位，以践行组织的社会效益为首要责任，促进全民健康水平的提高。

07

CHAPTER

第七章

未来发展展望

落实公立医院高质量发展要求，聚焦优势领域，规划未来发展蓝图。

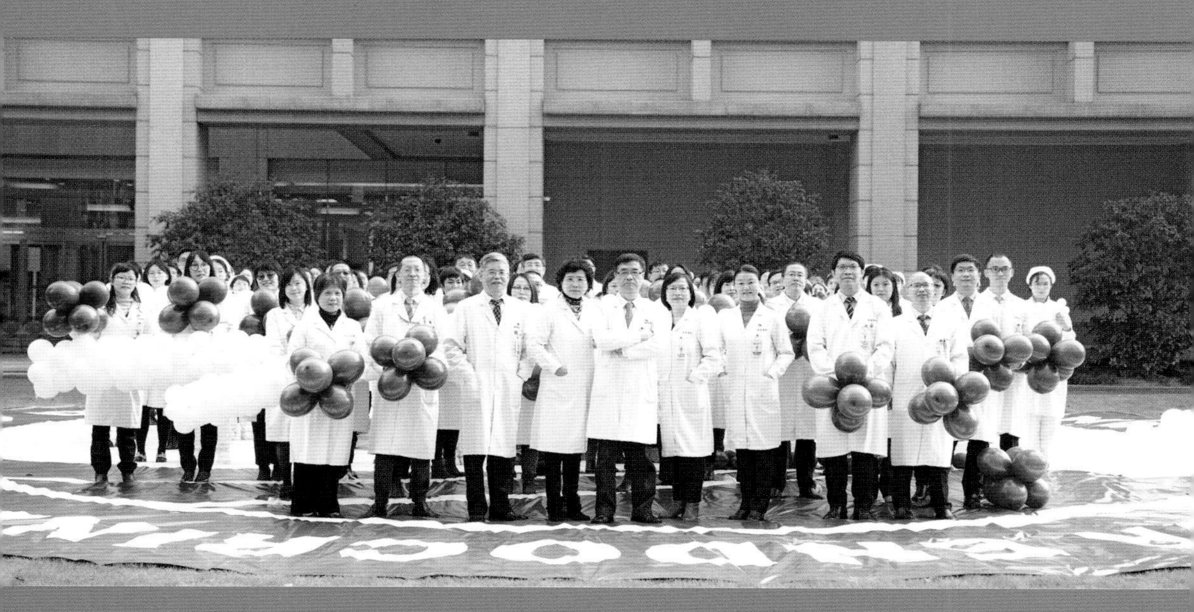

正确理解和落实公立医院在我国医疗体系中的核心作用，积极响应国家对公立医院的发展规划与要求，结合瑞金内分泌代谢科自身特点，梳理未来发展要求，明确在未来国家医疗体系中的生态位，做好未来发展规划，这些是引导瑞金内分泌代谢科在未来持续提升的基础条件。

瑞金内分泌代谢科的未来发展定位在以下几方面：

- 在未来整体发展方向层面，聚焦公立医院高质量发展的需求，围绕《国务院办公厅关于推动公立医院高质量发展的意见》文件精神，结合瑞金内分泌代谢科的优势，在优势方向和国家重点需求方向聚焦发力；
- 在未来科研创新方面，结合我国内分泌领域慢性病的特点，聚焦在建立和健全代谢性疾病的预警及预报体系、以临床内分泌中心为主的诊治新技术、新方法研发和转化医学的成果转化、完成国家代谢性疾病质量控制中心的筹建、大规模临床研究用样本库的组织管理模式，支持人工智能技术在临床的应用以及完善和提升MMC模式等方面；
- 在未来质量发展方面，以SOP体系为基础，进一步优化以“临床需求—科研—SOP化—AI化—推广—科研”螺旋提升体系，利用人工智能技术引领未来学科质量的发展。

第一节
瑞金内分泌代谢科未来生态位思考

公立医院是我国医疗服务体系的主体。《2019年我国卫生健康事业发展统计公报》显示，2019年公立医院诊疗人次为32.7亿人次，占医院总数的85.2%。如何提升公立医院的创新能力、诊疗水平，聚焦社会公益，更好发挥其在我国医疗体系中“定海神针”的作用成为全社会的关注点。

2021年以来，“公立医院高质量发展”议题已经多次被圈重点。2021年2月19日，中央全面深化改革委员会第十八次会议召开。会议审议通过了包括《关于推动公立医院高质量发展的意见》等多个重要文件。2021年3月6日，习近平总书记看望了参加全国政协第十三届四次会议的医药卫生界、教育界委员，并参加联组会，听取意见和建议。他强调，要把保障人民健康放在优先发展的战略位置，坚持基本医疗卫生事业的公益性，聚焦影响人民健康的重大疾病和主要问题，加快实施健康中国行动，织牢国家公共卫生防护网，推动公立医院高质量发展，为人民提供全方位全周期健康服务。2021年6月4日，《国务院办公厅关于推动公立医院高质量发展的意见》（以下简称《意见》）发布。《意见》指出，加强临床专科建设，以满足重大疾病临床需求为导向建设临床专科，重点发展重症、肿瘤、心脑血管、呼吸、消化、感染、儿科、麻醉、影像、病理、检验等临床专科，以专科发展带动诊疗能力和水平提升。

对于《意见》提出的“提高不同地区、不同级别公立医院医疗服务同质化水平”，要充分发挥三级医院牵头作用，以自身优势学科为桥梁，联合下级医疗机构和基层医疗卫生机构打造紧密型医联体，带动基层提升服务能力和管理水平，促进分级诊疗。

《意见》还明确，面向国家战略需求和医药卫生领域重大科学问题，加强基础和临床研究，推动原创性疾病预防诊断治疗新技术、新产品、新方案和新策略等的产出。

医疗机构应从源头开始关注人口健康问题，引导健康合理的生活方式、运动方式，开展多学科合作指导下的运动功能测评等有益于身心健康的指导工作，通过多学科协作下的康复治疗减少用药与有创治疗。针对疑难复杂疾病、多系统多器官疾病，医疗机构可通过多学科诊疗（MDT），为患者提供“一站式”诊疗服务。

《意见》指出，建设国家医学中心和区域医疗中心，推动国家医学进步，带动全国医疗水平提升。建设省级区域医疗中心，补齐短板，提升省域诊疗能力，减少跨省就医。

力争通过5年努力，公立医院发展方式从规模扩张转向提质增效，运行模式从粗放管理转向精细化管理，资源配置从注重物质要素转向更加注重人才技术要素，引发了社会广泛关注。

为贯彻落实《国务院办公厅关于推动公立医院高质量发展的意见》，2021年10月14日，国家卫生健康委和国家中医药管理局联合印发《公立医院高质量发展促进行动（2021—2025年）》（以下简称《行动》），明确了“十四五”时期公立医院高质量发展的8项具体行动——4项重点建设行动和4项能力提升行动。

《行动》指出，在“十四五”时期，公立医院高质量发展促进行动主要包括4个重点建设行动和4个能力提升行动：

一是建设高水平公立医院网络。通过建设国家医学中心、国家区域医疗中心、省级区域医疗中心。形成国家级医学中心和国家级、省级区域医疗中心为骨干，高水平市级和县级医院为支点，紧密型城市医疗集团和县域医共体为载体的高水平公立医院网络。

二是建设临床重点专科群。实施临床重点专科建设“百千万工程”，建设国家临床重点专科群和中医优势专科，加强对中西部地区薄弱专科建设的政策倾斜力度，探索多学科交叉融合，建成一批国家级、省级和市县级临床重点专科和中医优势专科，区域专科医疗服务同质化水平显著提升。

三是建设高质量人才队伍。深化医教协同，强化医院教学和人才培养职能，加强急需紧缺专业人才、公共卫生与临床医学复合型人才、公立医院行政管理人才培养。

四是建设“三位一体”智慧医院。通过完善智慧医院分级评估顶层设计，鼓励有条件的公立医院加快应用智慧服务软硬件。建成一批发挥示范引领作用的智慧医院，线上线下一体化医疗服务模式形成，医疗服务区域均衡性进一步增强。

五是实施医疗质量提升行动。完善医疗质量管理与控制体系，加强各级质控中心建设与管理，进一步完善医疗质量控制指标体系，18项医疗质量安全核心制度不断巩固。

六是实施患者体验提升行动。推动公立医院向“以健康为中心”的转变，形成公立医院医防融合服务新模式，将患者安全管理融入医院管理各个环节，实现持续改进。完善医疗纠纷预防和处理机制。

七是实施医院管理提升行动。提升医院内部管理规范化水平，坚持和加强党对公立医院的全面领导，健全现代医院管理制度，凝练支撑高质量发展的医院先进文化。

八是实施临床科研提升行动。建立临床需求导向的科研机制，有效解决医学科学领域的“卡脖子”问题。支持公立医院牵头或参与联合建立研发机构、科研成果转移转化中心。

瑞金内分泌代谢科在肿瘤、慢性非传染性疾病、流行病调查、内分泌行业质控等领域具有行业领先优势，组建了行之有效的多学科会诊制度，探索和发展出了兼顾效率和创新的三位一体的创新研究体系和标准操作流程（SOP）体系，在网络化的慢性疾病防治模式方面，有了以国家标准化代谢性疾病管理中心（MMC）为核心的探索，在智慧医疗方面，开始了基于SOP体系的探索并且已经有初步的产出。这些与4项重点建设行动和4项能力提升行动规划中强调三级医院需要主动承担医疗技术引领辐射作用，积极组建网络化医疗体系、主导与积极参与医疗卡脖子技术攻关和质控体系建设、临床驱动的科研体系和质量提升、加强智慧医疗体系建设、搭建MDT，为患者提供“一站式”诊疗服务建设，提升患者服务水平等要求是深度契合的。

在未来发展中，瑞金内分泌代谢科将积极响应和学习国家对公立医院的发展规划，整合“健康中国2030”的落地需求，并结合科室自身优势，梳理科室在未来5—10年内国家医疗体系中的生态位定位。

瑞金内分泌代谢科认为：“在以价值为基础的医疗保健时代，发展数字医学，推动数字化转型，打造未来智慧医院，已成为‘高质量发展’医疗体系中的重要建设内容。人工智能、5G、医学3D打印等新技术已在瑞金医院获得广泛应用，数字医学让瑞金医院的管理者拥有了极大的掌控度。瑞金医院正通过数字化转型走出一条从数字化医院到智慧医院的发展道路。智慧医院建设中的‘三度’：以‘数字医疗服务’提高患者体验度、以‘数字医学技术’提高医者感受度、以‘数字医院管理’提高管理者的掌控度。”

在新的阶段，科室积极通过将大数据、人工智能、云计算、物联网等技术深度应用于医疗场景，开拓智慧医院新的边界。随着MMC不断地优化升级，MMC在各位专家的指导下继续前行，力争为实现降低我国糖尿病及并发症的发生率而做出贡献。智慧创新、数字驱动、协同管理，共同见证中国慢性疾病管理事业翻开新的篇章，同时也使MMC所秉承的质量精神不断发扬和壮大。

未来瑞金内分泌代谢科会在目前探索的基础上，结合《国务院办公厅关于推动公立医院高质量发展的意见》、“健康中国2030”、中国老龄化趋势等要求，继续在医学难点、流调、MMC和社会公益方面加大力度，发挥行业引领作用。学科发展方面，完善内分泌代谢病的预警及预报体系，建成以大型临床内分泌中心为主的诊治新技术、新方法研发和转化医学的基地，以疑难和少见病的诊治为主，不断产生和验证新的治疗方案、技术和方法。完善标准化MMC管理模式，并以此为基础，开展大型前瞻性队列研究；将建成国家级“代谢性疾病质量控制中心”“转化医学研究中心”“临床试验设计与研发中心”“疑难疾病诊治中心”等四大功能中心，抢占国际相关领域发展前沿和研究热点，加强我国代谢性疾病研究领域关键技术体系的建设和创新；获得一批具有自主知识产权的成果，包括代谢性疾病的预警模型，新的诊断方法和试剂，新的临床治疗手段和新的药物作用靶点，在疾病相关的领域取得跳跃式的重大研究成果，使我国在代谢性疾病的诊治、基础转化应用等学科能够达到并超过国际前沿水平，并通过国家研究中心带动我国在代谢性疾病领域的整体水平提升，为中国内分泌事业的发展贡献一份力量。

第二节
瑞金内分泌代谢科未来科研发展规划

瑞金内分泌代谢科根据科室的发展展望，制定了未来5~10年内7个方面的具体发展规划，并将发展规划继续细分为每个课题组的发展要求。

第一，建立和健全代谢性疾病的预警及预报体系。每2年发布国家代谢性疾病患病数据，数据主要来自全国162个社区，以糖尿病、肥胖症为代表的代谢性疾病的全国发病率及患病率数据；每3年发布基于全国

100个代表性医院系统，有关疾病诊疗状况、致残和致死率、药物不良反应报告；每5年发布采自1000个以医院科室和医师为单位的登记点，通过疾病注册登记系统获取的有关罕见病、常见多发疾病的发生趋势和防治能力的数据报告。

第二，在3~5个有科研实力，以临床内分泌中心为主的诊治新技术、新方法研发和转化医学基地中，产生5项以上临床新技术、新方法，并使其更加完善。领衔开展10项以上全国多中心、前瞻性、平行或随机对照临床试验研究，或多中心、大样本、长程研究，将成熟的方案、技术和方法加以规范，并使其简便易行，以广泛推广。临床研究队伍不仅有临床专家，而且会有统计学专家和临床流行病学专家参与，此种研究将成为循证医学的主要形式及新治疗方案和方法的主要展现形式。

第三，完成国家代谢性疾病质量控制中心的筹建，依托原卫生部医疗服务标准专业委员会、行业协会，建成全国、省级和市级基地共计300余家。在发布行业专家共识、指南的同时搭建出一个有层次、有梯度的临床诊疗质控体系，发挥推行成熟技术，监督、推广和运行适宜技术的作用。

第四，建成国家级疑难代谢性疾病诊治中心。充分利用各种组学，如基因组学、蛋白质组学和代谢组学研究成果，将其与临床密切联系，以形成新的亚学科，如内分泌代谢基因组学、内分泌代谢蛋白质组学等，并使其成为新的诊治方法、新的生物标志物和新的基于靶点的药物产生的主要来源，制定基于基因预测、蛋白质预测和代谢组预测的、更加个体化的诊治方案。与此同时，多学科融合的诊治小组或新的学科将成为疑难疾病的诊治模式，如融合神经外科、泌尿外科、内分泌代谢科、影像学科、病理学科、康复学科的垂体–靶腺学科，各专科既有分工又相互合作，疾病的诊治将更加精确且全面。

第五，摸索出一套大规模临床研究用样本库的组织管理形式，针对海量数据实施有效管理，引用“第三方托管”模式，开展数据管理、成果享用、专利保护等工作。在此基础上，汇集临床医师、生物统计学家、遗传学家和流行病学家等多方专业人员，开发出基于大数据处理的信息采集、统计分析平台。

第六，突破MMC进一步拓展中的瓶颈加快平台潜力挖掘，使MMC能够服务更多人群，MMC将成为科室未来慢性病的大数据和转化平台，同时也是糖尿病慢性疾病管理领域走到世界最前列的机遇和必由之路。

第七，继续完善以SOP体系为基础的质量管理体系，在标准化的基础上，探索人工智能系统的开发和推广，提升医疗效率和准确性，并将其发展成为科室医疗技术输出的重要手段。

一、糖尿病流行病学研究的未来发展

在10余年的科研工作与实践调查中，瑞金内分泌代谢科流行病调查课题组归纳并提炼出中国人群代谢性疾病的五大特点：（1）病因机制复杂；（2）危险因素繁多；（3）内外环境交互；（4）表型异质性高；（5）精准防控困难。

针对以上研究难点，秉承“从临床发现问题并积累资源，用先进科研手段在基础研究中寻求答案，将基础研究成果在临床实践中应用和验证，回归真实世界解决实际问题”的转化医学理念，整合流行病学队列研究与临床干预研究，致力于解析2型糖尿病、肥胖症等重要代谢性疾病及相关重要并发症的病因机制并探讨精准干预策略。

发现并验证2型糖尿病、肥胖症等重要代谢性疾病及其并发症的长期演化特征与动态变化规律，解析遗传因素、环境因素以及遗传-环境交互作用于代谢性疾病及其并发症的模式与机制，更新病因特征，提出并验证中国人群的特征性高危代谢表型新概念。

证实中国人群代谢性疾病及其并发症的新的致病基因、代谢靶点、菌群特征，挖掘代谢性疾病与代谢高危群体的发病和转归新机制，为进一步实现临床转化提供潜在药物靶标和干预靶点。

针对代谢性疾病与代谢高危群体，归纳并实施适用于真实世界的代谢性疾病的个体化管理和精准干预，助力制定更适合中国人群特征的代谢性疾病的防控和管理策略，减轻代谢性疾病及其并发症带来的社会负担和经济负担。

二、代谢性骨病的未来发展

原发性骨质疏松症是机体自然衰退、老化过程的一个组成部分，其患病风险随着年龄的增长逐渐增加。骨质疏松性骨折，尤其是髋部骨折，是老年患者致死致残的主要原因之一，严重影响了人们的健康和生活质量。因此，骨质疏松症的早发现、早治疗是预防骨质疏松性骨折的关键。

双能X线吸收检测法（DXA）骨密度测量目前仍然是诊断骨质疏松症的"金标准"，但DXA骨密度测定的缺陷是不能独立预测骨折风险。世界卫生组织（WHO）推荐的基于临床危险因子的骨折风险评估工具、骨小梁积分（TBS）等多种临床评估工具联合应用，结合相关危险因子，通过数据模型建立早期诊断的预警机制，也是未来骨质疏松症诊治的一个研究方向。

骨质疏松症是由多种基因与环境因素等微小作用积累的共同结果。到目前为止，关于骨质疏松症确切的发病机制并未阐述清楚。随着组学研究的发展，从基因组学、核糖核酸（RNA）组学、蛋白质组学到代谢组学，通过各种组学的研究，再结合生物信息学分析，也将对骨质疏松症发病机制的研究以及寻找新的药物治疗靶点起到至关重要的作用。

肠道菌群是近年来各种疾病的研究热点，研究发现肠道菌群与骨质疏松症关系密切，肠道菌群可通过免疫、内分泌、脑肠轴以及代谢产物影响机体的骨代谢，利用多组学分析全面解析骨质疏松症及骨折发生、发展中"菌—肠—骨轴"物质信息交互网络改变与作用，继而发现全新的关键骨骼基因表达谱改变、关键肠道细菌与关键肠道激素或代谢产物之间的调控网络，从而为骨质疏松症的防治提供了新思路和新靶点。

骨质疏松症作为一种老年疾病，生理性衰老的研究对预防骨质疏松症和骨质疏松性骨折同样具有重要的意义。未来可通过建立包含遗传—环境—衰老的风险评估模型，侧重抑制骨骼衰老表型的分子筛选和验证，开发全新靶向骨质疏松症和骨质疏松性骨折治疗的药物。

在糖尿病性骨病领域，糖尿病性骨病具有复杂的病理学特征，其特征使独立于骨密度的骨折风险增加。这种复杂性是由多种生理过程受损造成的，糖尿病导致对骨骼和能量代谢的负面影响。

糖尿病性骨病未来的研究方向有很多方面，包括：（1）预测骨折风险的模型或手段的建立；（2）确立改善骨折愈合的生物标志物的存在；（3）研究骨血管在糖尿病性骨病致病中的机制；（4）降糖疗法对骨骼的多层次药理作用；（5）开发一种动物模型，以准确反映糖尿病状态的骨骼疾病及其与复杂的多器官间的对话；（6）确定糖尿病患者在疾病的哪个阶段开始抗骨质疏松症药物治疗，以及确定能提高骨骼强度的抗骨质疏松症药物。

在原发性甲状旁腺功能亢进症的基础和临床研究方面，既往的研究已经发现，甲状旁腺激素（PTH）具有刺激白色脂肪棕色化、促进能量消耗的作用，并在原发性甲状旁腺功能亢进症和健康对照组成的PTH浓度广谱分布的人群中证实血清PTH水平与体重指数、内脏脂肪呈现倒U形的相关关系。这些发现拓展了PTH在能量代谢中生理和病理作用的认识。今后将进一步利用人体数字化能量代谢监测平台，实现高精度的能量代谢和骨代谢变化的时序队列监测和人工智能分析，探讨能量平衡变化对骨代谢的预测、诊断和治疗的指导价值。

具体而言，就是结合人体生理、心理以及行为等多项代谢仓群参数指标，通过模拟多维度人类生存空间环境，利用呼吸计量法间接测量人体在不同状态下的呼吸熵和能量消耗，综合全面并采用数字化评估人体代谢健康采集数据与骨转换指标，如Ⅰ型胶原氨基端延长肽（PINP）、Ⅰ型胶原羧基端肽（CTX）、骨钙素、骨碱性磷酸酶、抗酒石酸酸性磷酸酶等，以及与骨密度之间的关联。同时，进行随机、对照干预研究，在生理状态和病理状态（如骨代谢正常、甲状旁腺功能亢进症术前和术后、甲状旁腺功能减退症、高钙血症、低钙血症等状态），实现高精度的能量代谢和骨代谢变化的时序队列监测和人工智能分析，明确能量平衡与骨代谢的交互关系。

三、肥胖管理模式探索

肥胖课题组基于既往标准化肥胖管理操作流程，将进一步结合前期GOCY队列和饮食干预队列的临床研究成果，转化在脂肪代谢、肠道菌群和神经代谢三大平台的实验室发现并加以应用，力图摸索优化出一套"精细分型、精准干预"的肥胖管理新模式。

肥胖的精细分型是实施管理的首要步骤。不同于传统的体重和体重指数等人体测量学指标，遗传分层（MC4R、LGR4、CTNNB1、NPC1等）、肠道菌群（Bt菌、Akk菌等，B肠型、P肠型等）、内脏脂肪CT影像学标志物（如RunEntropy，运行熵）、血清内脏脂肪分泌因子标志物（GremLin 2）与代谢物（胆汁酸、谷氨酸等）、中枢脑功能连接（右侧壳核–右眶前叶）等，综合这些基于遗传、菌群、影像、血清因子和代谢组学，形成Panel组合以构成肥胖患者特征性的精细分型，用以指导治疗。

肥胖管理的关键要素是减重方式。开展探索性个体化营养、运动及药物干预，提高减重的远期疗效，是课题组进行肥胖管理的原则和方向。课题组将进一步优化饮食、运动和药物管理的标准化操作流程。基于肥胖精细分型，结合个体能量代谢状态（代谢舱）的精细评估，细化饮食的热量限定、摄入方式和摄食时间的选择，并大力推广"江南饮食"在肥胖患者中的应用；开发靶向中枢和肠道的肥胖干预措施（中药单体）；开发新型益生菌的临床应用。

在上述“以患者为中心”的个体化、精细化诊治过程中，从肥胖患者的就诊、随访管理、临床研究等各方面进行标准化操作和质量控制，确保在提供先进医学诊疗服务的同时，最大程度地保障患者权益，并总结、发表、推广研究成果。

四、垂体-肾上腺疾病未来方向

垂体-肾上腺疾病在人群中大多不属于常见病、多发病，症状多样，不易发现。因此，需要进一步建立和完善肾上腺疾病诊疗体系。

（一）继发性高血压多学科精准诊治体系的建设

继发性高血压占高血压的10%~20%，其中最常见的病因是原发性醛固酮增多症（原醛症）。2013年，瑞金内分泌代谢科在11个省（自治区、直辖市）19个中心利用醛固酮/肾素活性比值（ARR）对1656例难治性高血压患者进行了原醛症的筛查。在此基础上进一步建立了完善的原醛症筛查、确诊等诊疗体系，并制定了中国原醛症的专家共识。

在接下来的工作中，瑞金内分泌代谢科肾上腺组将进一步建立并优化原醛症的分型诊断及治疗方案，形成多学科的精准诊治体系：与医学影像科及信息科合作，通过深度学习与利用人工智能技术，明确肾上腺肿物性质；与介入科合作，通过双侧肾上腺静脉采血（AVS）检查，判定功能性定位诊断；与泌尿外科、麻醉科合作制定围手术期管理方案、手术治疗的标准化流程；与病理科合作，明确定义醛固酮腺瘤、结节样增生及弥漫性增生。实现原醛症的临床诊断符合率达95%、治疗达标率达95%，并将多学科精准诊治平台向全国推广。

（二）疑难、巨大及转移性嗜铬细胞瘤的精准诊疗体系建设

嗜铬细胞瘤主要分泌儿茶酚胺激素，患者可因长期高血压导致严重的心、脑、肾损害或因突发严重高血压而导致高血压危象，危及生命。瑞金内分泌代谢科在国内首先建立血间甲肾上腺素类物质（MNs）测定方法，使嗜铬细胞瘤的诊断符合率高达97%；提出嗜铬细胞瘤围手术期管理方案，显著缩短术前准备时间。但目前对于疑难、巨大及转移性嗜铬细胞瘤的治疗仍存在极大困难。疑难、巨大嗜铬细胞瘤手术定位复杂，手术并发症常见，术中脏器/大血管损伤率达16.67%，术中输血率达48.6%，目前国内外对如何提高此类肿瘤治疗水平的难题仍在努力探索。瑞金内分泌代谢科在既往治疗管理经验的基础上，联合泌尿外科、胰腺外科完善腹腔镜尤其是机器人辅助腹腔镜的治疗方案，并引入影像融合导航系统在术前细致规划、术中准确定位，以达到肾上腺肿瘤精准治疗的目标：彻底根除肿瘤，准确保留正常肾上腺功能。对于转移性嗜铬细胞目前缺乏精准的治疗体系，瑞金内分泌代谢科将联合同位素科行间碘苄胍（MIBG）扫描，对于摄取阳性患者可予MIBG治疗；联合肿瘤科、病理科进行靶向药物筛选，以达到肿瘤的精准治疗；联合介入科对于转移病灶进行射频消融等治疗；对于嗜铬细胞瘤所导致的心血管并发症，联合心脏科等共同干预，极大程度地改善患者预后，提高患者生活质量。

（三）危重及复发性库欣综合征诊治体系的建设

库欣综合征是由于多种原因引起的肾上腺皮质长期分泌过多糖皮质激素，而导致的腹型肥胖、高血压、继发性糖尿病、骨质疏松症等一系列代谢性疾病。瑞金内分泌代谢科已建立库欣综合征筛查、确诊、分型诊断流程；建立全息采集评估系统综合分析疾病变化，客观定量评价病情、治疗效果与预后；建立唾液皮质醇测定方法及优化库欣综合征诊断流程。但危

重型及复发型库欣综合征治疗困难，并发症复杂，致死、致残率高。瑞金内分泌代谢科将基于既往研究成果，在大病例数和数据库的基础上，联合重症医学科、麻醉科、泌尿外科、神经外科，组织多中心临床研究，加强生化指标与激素水平的围手术期监测，制定适合中国人群的危重型库欣综合征围手术期管理和手术治疗的标准化流程，并积极保障垂体与肾上腺功能和生活状态恢复。

在复发性等活动期库欣综合征管理方面：垂体促肾上腺皮质激素（ACTH）瘤术后复发率高，并发症常见，70%~80%患者出现术后垂体功能减退。瑞金内分泌代谢科将进一步完善复发性垂体库欣腺瘤的诊疗体系，联合放射科行垂体MRI薄层动态扫描精确定位复发肿瘤；把握正确手术时机，最大限度保留正常垂体功能；联合神经外科术中术后快速皮质醇、ACTH测定，确定肿瘤病灶是否完整切除；进行临床干预研究，探讨新型药物对复发肿瘤的治疗效果及副作用；联合功能神经外科探讨伽马刀对复发肿瘤的治疗作用及不良反应；对全垂体功能减退患者进行垂体功能重建。

（四）垂体疾病登记流行病学调查

垂体疾病种类繁多、表现多样，内分泌功能、影像学特征和病理分型各异，早期表征多不典型，垂体意外瘤的存在易混淆诊断，给临床诊断、治疗方式的选择以及预后评估带来挑战。我国患者众多，针对垂体疾病的治疗指南及专家共识鲜有国内证据，缺少本土化的诊疗方案。垂体疾病相关的流行病学调查数据多来自国外，如何充分利用我国医疗资源，开展高质量的临床研究，为疾病诊治提供可靠依据，是亟待解决的问题。瑞金内分泌代谢科拟依托中华医学会内分泌学分会启动中国垂体疾病登记调查（CAPASITY），通过回顾性登记研究调查中国垂体疾病的流行病学，绘制中国人群垂体疾病谱系，调查中国垂体疾病患病情况、疾病种类和治疗现况，了解中国人群垂体疾病诊治和预后现况，提高对疾病的认识，减少并发症、降低死亡率，为提升我国垂体瘤整体诊疗水平提供公共卫生病学依据。

（五）建立疑难垂体－肾上腺疾病精准治疗与预后评估体系

瑞金内分泌代谢科将在已完成的表型组学、功能影像、分子病理评估基础上，进一步整合肾上腺皮质、髓质激素质谱检测及肾上腺肿瘤分子标志物，探寻指导精准诊治与预后评估的循环标志物，同时整合可视化药物反应与分子特征的敏感药物筛选平台，由此实现疑难肾上腺肿瘤的精准诊治，挽救生命，造福全社会。

在未来10年内，主要聚焦如下几个方向的攻关：

（1）表型组学平台：包括身体指数、肥胖分布、皮肤肌肉状态、血压、月经、骨密度、糖脂水盐酸碱代谢情况以及能量代谢情况。

（2）全激素合成通路质谱测定：运用液相色谱－串联质谱仪质谱全面评估类固醇激素合成通路（共13种合成终产物与中间代谢产物）、儿茶酚胺激素合成通路（共12种合成终产物与中间代谢产物）。

（3）肿瘤分子标志物：利用免疫－荧光原位杂交技术将基因水平的FISH技术与蛋白水平的免疫荧光染色技术相结合，建立了兼具细胞形态及遗传变异结合表型特征的精准循环肿瘤细胞鉴定方法，可实现从肿瘤细胞定性、定量到分子分型的一步到位检测；同时，利用外周血cfDNA抽提技术与二代测序、数字PCR技术联合评估肿瘤驱动因子负荷程度，可作为疑难肾上腺肿瘤早期精准诊疗及预后评估重要靶标。

（4）功能影像学评估：利用传统肾上腺CT、MRI结合肾上腺功能显像，通过MIBG、生长抑素受体（SSTR）、^{68}Ga-DOTATATE对某些无症状、影像学诊断存在困难的病灶、抑或寻找异位或恶性嗜铬细胞瘤转移病灶，都可提供定位、定性诊断，实现对肿瘤的精准评估。

（5）分子病理诊断：基于基本的病理形态学观察可以初步做出定性诊断，包括肾上腺皮质增生、肾上腺皮质腺瘤、肾上腺皮质癌、嗜铬细胞瘤；根据免疫组化及分子诊断结果可补充肾上腺肿瘤定性诊断，进一步协助肿瘤功能定位。

（6）建立整合可视化细胞药物反应与分子特征的疑难肾上腺肿瘤精准治疗新方案：利用肾上腺肿瘤原代细胞库与课题组改良的化合物库，搭建高通量、高内涵筛选敏感性药物量化分析筛选平台；获取活检或手术样本，联合肾上腺肿瘤组织（Bulk）及单细胞多组学数据，预测可治疗靶点或可靶向通路。整合可视化的细胞药物反应与多组学分子特征确定敏感药物，选择最匹配药物开展个体化治疗，并进行治疗终点事件（End-point）评估，包括总生存期（OS）、无进展生存期（PFS）、激素相关症状发作情况评估、肿瘤相关生化指标评估（生化反应）以及基于RECIST（v1.1）标准的肿瘤体积评估。

五、MMC未来的发展方向和模式

MMC经过前期的探索，已经在慢性疾病防治中发挥了巨大作用，但在进一步推广以及临床诊疗方面还存在一些瓶颈。在科研转化方面，MMC的平台化潜力还未充分发挥出来，这些都是未来MMC的重点发展方向。

（一）临床诊疗

MMC的模式已逐渐成熟，也在全国的31个省（自治区、直辖市）落地。在6年的实践中，也看到了存在的一些问题，例如，各地的检查收费存在差距、部分区域上下转诊存在困难等，地方实际特点的差异使MMC的随访率和管理人数的增加碰到了瓶颈。如何协调、如何形成更符合地区特点而不失标准化的解决方案，是瑞金内分泌代谢科提高随访率、增加辐射人群以及提升管理质量的根本。瑞金内分泌代谢科一直在探索更便捷和高效的解决方案，例如，充分利用网络平台技术、增加医患交流渠道、增强患者人群的辐射、努力发挥区域内优秀中心的积极性、结合地方特点加强各地区MMC上下转诊的可操作性等。实质上，MMC管理质量的提升，最终还是基于技术的突破和机制的革新。

加强国际间交流，使MMC模式得到更多国际同行的认可和推广，也是MMC未来努力的方向。MMC通过走出去、请进来、线上线下融合等多种方式，已经在亚太地区产生了一定的影响力。与此同时，瑞金内分泌代谢科还应该多与国外有特殊管理队列的组织多切磋和交流，互相学习，共同提高。此外，MMC的分中心还应逐渐向内地以外的地区发展，例如港澳台地区等。当条件成熟时，MMC还应扩展到“一带一路”各个国家和地区，这样瑞金内分泌代谢科的慢性疾病管理经验和质量体系能得到更好地应用和发展，并造福更多的糖尿病患者。

（二）科研转化

MMC除了完成临床诊疗工作外，在瑞金内分泌代谢科带动下，各级MMC单位还积极参与临床研究，发表优秀的研究成果。在他们的日常诊疗中，借助MMC院内外平台和数据体系，发表高水平的研究论文，让世界了解瑞金内分泌代谢科的工作。并且，也通过探索有特色的健康教育方法，形成可推广的患教体系，供其他非MMC单位借鉴，由此形成医教研一体化的慢性疾病管理模式。

更重要的是，MMC也是糖尿病精准诊疗的孵化地。一方面，瑞金内分泌代谢科将开展大规模的基于MMC的临床干预研究，为糖尿病诊疗和管理决策的制定提供临床实践案例和循证医学证据；另一方面，通过MMC数据采集和分析体系，将包括表型组、基因组、表观基因组、代谢组、蛋白质组等在内的关键生物标志物，患者社会环境、心理及行为状态，以及来自代谢舱等可穿戴设备技术的即时动态数据进行收集、分析和利用，并整合到MMC工作流程中，通过MMC标准规范，使其成为能被复制和可操作的诊治经验，真正实现以患者需求为导向的治疗目标。这是在未来基于MMC大数据平台和转化医学必须努力实现的方向，也是瑞金内分泌代谢科在糖尿病慢性疾病管理领域走到世界最前列的机遇和必由之路。

第三节
瑞金内分泌代谢科未来质量管理规划

随着人工智能技术的发展，其在医疗行业的应用范围越来越广，应用深度也日益加深。为响应《国务院办公厅关于推动公立医院高质量发展的意见》中4项重点建设行动提到的建设“三位一体”智慧医院的要求，人工智能在医疗中的应用会迎来一波新高潮。

从本质上，人工智能是基于范式的知识管理和应用，而范式又基于标准化，所以人工智能本质上是一种高级形式的标准化，是知识管理和衍生的管理工具，也就是说没有标准化也就没有人工智能在行业内的应用。

瑞金内分泌代谢科多年来注重SOP建设，并且以这些SOP为基础，实施了部分人工智能系统的建设。从而将原来“临床需求—科研—SOP化—推广—科研”的螺旋提升体系进一步进化为“临床需求—科研—SOP化—AI化—推广—科研”新螺旋提升生态系统（见图7-1）。而在未来这个生态系统将会呈现出加速发展趋势。

首先，瑞金内分泌代谢科会在目前探索的基础上，结合《国务院办公厅关于推动公立医院高质量发展的意见》、“健康中国2030”、中国老龄化趋势等要求，识别临床难题，进行科研攻关。

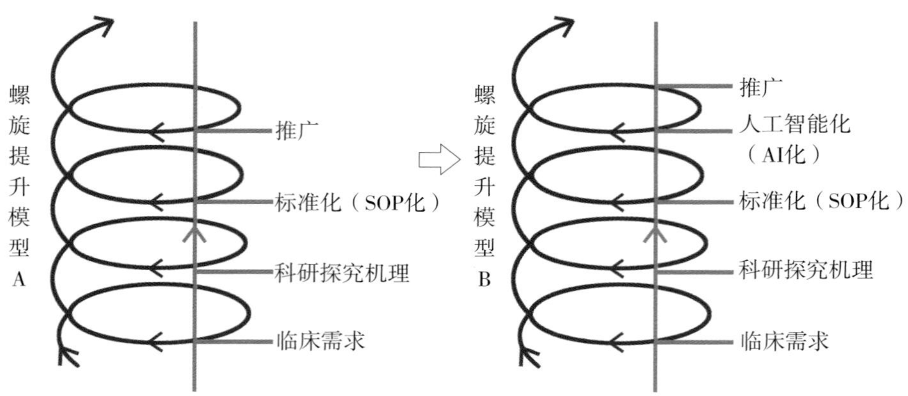

图7-1　瑞金内分泌代谢科未来螺旋提升生态系统展望

其次，继续强化SOP体系的运维，随着瑞金内分泌代谢科科研、临床、流调等业务实践和持续发展，必然会持续产生对SOP体系的修订、新增等需求，因此，SOP的持续运维是瑞金内分泌代谢科未来质量管理体系的核心工作之一。

再次，在标准化的基础上，探索人工智能医疗方案，利用人工智能协助临床做出更好的决策，进而提高医学诊断的效率和准确性。

最后，依托MMC网络、教学体系等，对SOP体系和人工智能方法进行推广，发挥瑞金内分泌代谢科医疗优势的价值最大化。

本章小结

公立医院是我国医疗体系稳定的关键。作为公立医院的一员，瑞金内分泌代谢科遵循国家对公立医院的发展规划和要求，结合瑞金内分泌代谢科自身优势和前期发展基础，在慢性疾病流调、临床难点攻关、人才队伍培养和医疗技术输出等方面继续全力以赴，并借助MMC，发挥智慧医疗的优势，服务更多患者，为“健康中国2030”目标的实现贡献一份力量。

附录

瑞金内分泌代谢科10个SOP案例

SOP体系是瑞金内分泌代谢科标准化与创新体系生态建设的落地抓手。此处摘抄部分SOP案例，以供参考。

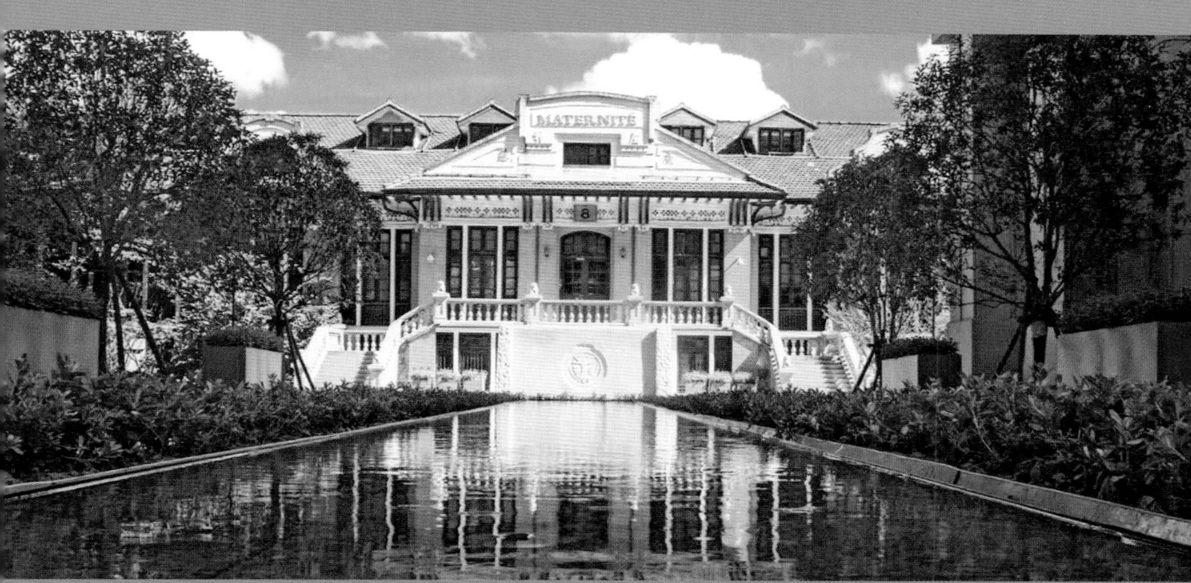

案例1
标准化代谢性疾病管理中心DR检查SOP（V3.0）

一、概述

糖尿病视网膜病变（DR）是糖尿病最常见的微血管并发症之一，也是一种不可逆转的致盲性疾病，常与糖尿病其他并发症并发，同时2型糖尿病患者也是其他眼部疾病早发的高危患者，因此在2型糖尿病患者中进行眼底检查，发现DR，并进行有效的随访和治疗，对预防和延缓DR的进展具有非常重要的意义。

参考《我国糖尿病视网膜病变筛查的图像采集及阅片指南（2017年）》制定DR筛查标准，本案例叙述了MMC糖尿病视网膜病变防控中心工作要求，包含筛查随访标准、设备要求、人员配置要求、眼底照片质量和上传标准、DR筛查报告出具要求，从而确保DR筛查工作过程的规范性。

二、范围

本案例适用于全部MMC糖尿病视网膜病变防控中心随访的患者。

（一）筛查随访标准

（1）2型糖尿病患者在确诊后，都应进行眼底检查。

（2）无糖尿病视网膜病变患者推荐每1~2年进行1次检查。

（3）轻度非增殖期视网膜病变患者每年1次、中度非增殖期视网膜病变患者每3~6个月1次、重度非增殖期病变患者每3个月1次。

（二）眼底相机标准

（1）视角≥45°，自动对焦。

（2）具有内固视标，满足拍摄分别以黄斑为中心和以视盘为中心的眼底图像，自动切换左右眼。

（3）自动屈光补偿，范围为 -20~+20D。

（4）眼底图像成像为彩色眼底图像。

（5）图像分辨率≥500 万像素。

（6）符合 MMC-Connection 标准。

（三）人员配置标准

（1）标准：配置至少1名专职医护人员，负责眼底照片拍摄和数据上传等工作。

（2）要求：需在 MMC 培训平台经过糖网筛查培训，培训内容包含眼底照片拍摄操作和眼底彩照读片基础知识。经过线上考核达到90分，方可正常开展眼底筛查工作。

（四）眼底照像技术标准

双视野图像在 DR 筛查中可更好地反映患者后极部和视盘区域的病变，与标准视野图像的检查结果最为接近，因此，为了满足DR筛查和每次随访的准确性及便捷性，至少每眼拍摄1张眼底彩色图像（须以黄斑为中心），最佳每眼拍摄2张眼底彩色图像（分别以黄斑和视盘为中心，见附图1-1），每张彩色图像的视野为45°~60°。

（1）照像视野1（F1）：以视盘为中心，展示视盘及以视盘为中心的45°~60°视网膜（见附图1-2）。

（2）照像视野2（F2）：以黄斑为中心，展示黄斑区以及以黄斑为中心的 45°~60° 视网（见附图1-2）。

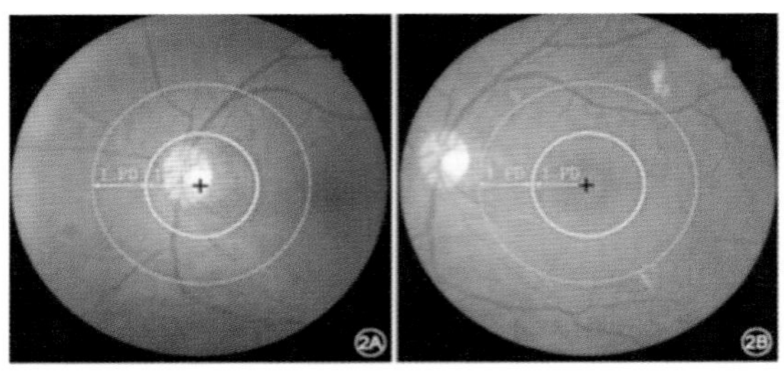

注：1PD示1个视盘直径；黄色实线圆环代表距离图像中心1PD范围区域；黄色虚线圆环代表距离图像中心2PD范围区域 2A示以视盘为中心（十字叉）视野的眼底图像；2B示以黄斑为中心（十字叉）视野的眼底图像。

附图1-1 DR筛查双视野眼底图像拍摄位置

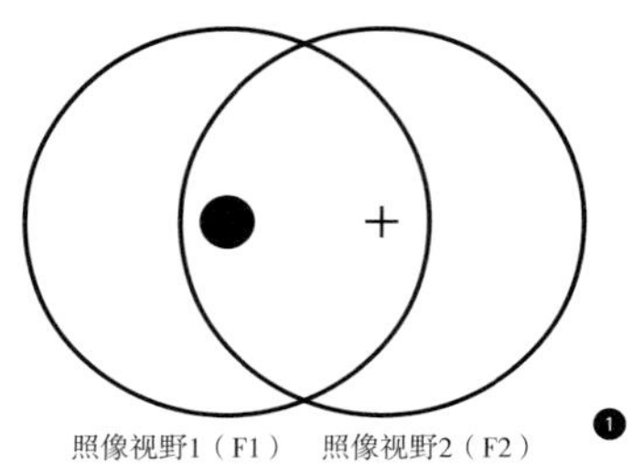

注：F1圆环示以视盘（实心圆）为中央的照像视野，F2圆环示以黄斑中心小凹（十字叉）为中央的照像视野。

附图1-2 糖尿病视网膜病变（DR）筛查双视野眼底拍摄位置示意

（五）眼底图像质量标准

为了进一步统一DR筛查中眼底图像的采集和存储操作，提高DR眼底筛查的规范化，以下规定了DR筛查眼底图像采集、质量判读及存储的标准操作规范。同时，眼底图像可信度的评估需要综合拍摄位置、图像清晰程度、图像可读范围等多方面因素进行综合判断。

拍摄时应即刻检查所有眼底图像的质量，对于图像质量不符合要求的，应予以删除并重新拍摄。

（1）图像拍摄位置要求：达标、勉强达标、未达标对眼底图像的拍摄位置进行评价，依据以下原则（见附图1-3、附图1-4），对于图像质量不达标者，应予以删除并重新拍摄。

· 黄斑区

①达标：黄斑中心凹距离图像中心＜1PD。

②勉强达标：黄斑中心凹距离图像中心缘 1~2PD。

③未达标：黄斑中心凹距离图像中心＞2PD。

· 视盘区

①达标：视盘中心距离图像中心＜1PD。

②勉强达标：整个视盘距离图像中心 1~2PD。

③未达标：视盘中心距离图像中心＞2PD。

注意：有些大视盘虽然距离图像边缘也会接近 2PD，但这种图像可以被认为是在达标范围内。

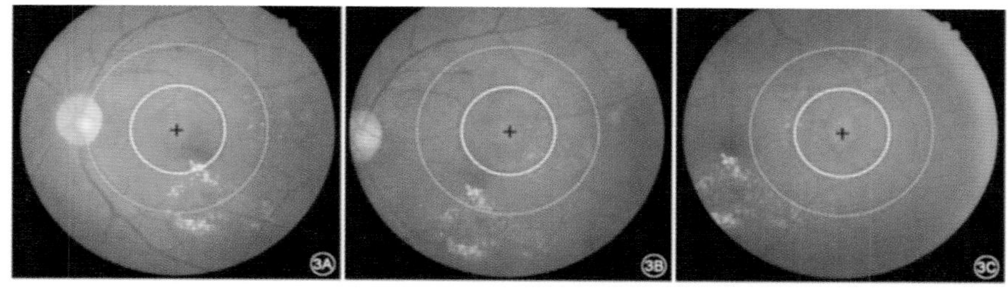

注：+示拍摄图像中心；黄色实线圆圈代表距离图像中心1PD范围区；黄色虚线圆圈代表距离图像中心2PD范围区；3A示达标；3B示勉强达标；3C示未达标。

附图1-3 DR筛查眼底图像黄斑区拍摄位置

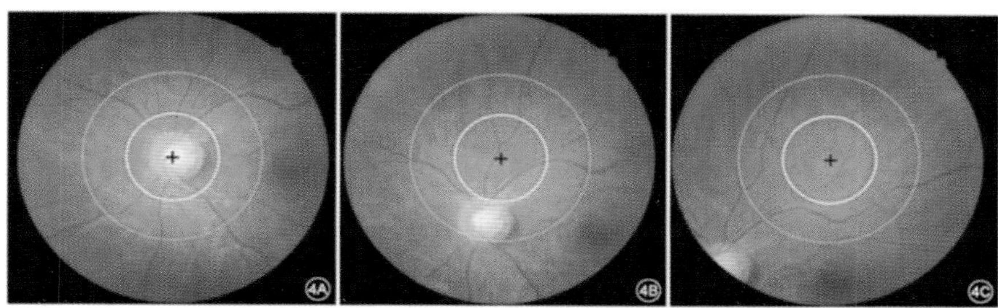

注：+示拍摄图像中心；黄色实线圆圈代表距离图像中心1PD范围区；黄色虚线圆圈代表距离图像中心2PD范围区：4A示达标；4B示勉强达标；4C示未达标。

附图1-4 DR筛查眼底图像视盘区拍摄位置标准

（2）图像清晰度要求：达标、勉强达标、未达标眼底图像需清晰可见微血管、视盘和黄斑区域，拍摄时应即刻检查所有眼底图像的质量，对于图像质量不符合要求的，应予以删除并重新拍摄。图像的清晰度评估遵循以下原则（见附图1–5）：

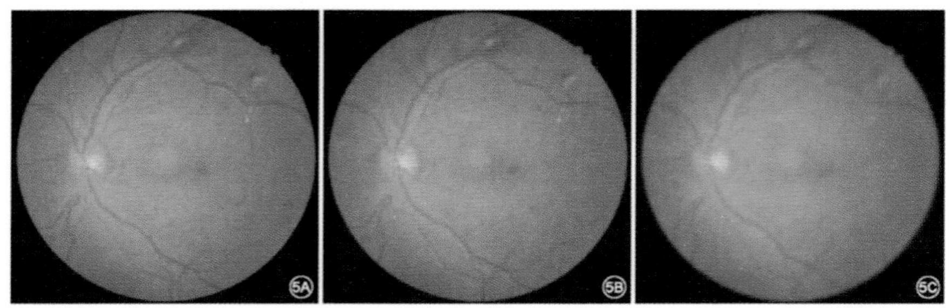

注：5A示达标；5B示勉强达标；5C示未达标。

附图1–5　DR筛查眼底图像清晰度标准

①达标：图像清晰可见；

②勉强达标：图像勉强辨认；

③未达标：图像无法辨认。

（3）图像可读范围要求：达标、勉强达标、未达标免散大瞳孔眼底照相机在拍照过程中，由于瞳孔较小或拍摄时曝光瞬间瞳孔收缩，导致眼底图像周边区域不可读或黄斑区暗影，影响眼底图像的阅读，对眼底图像的可读范围进行评价，依据以下原则（见附图1–6、附图1–7）：

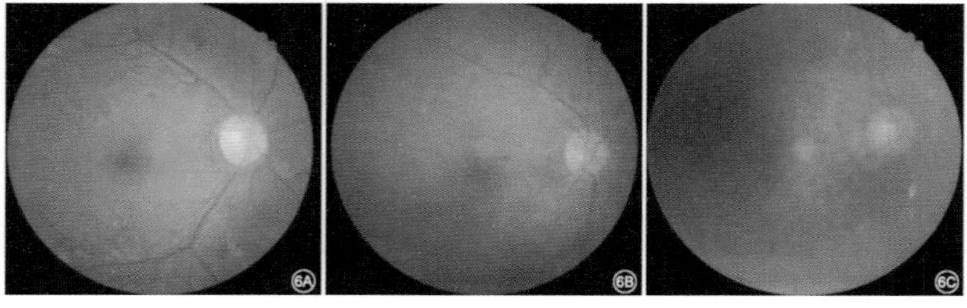

注：6A示达标；6B示勉强达标；6C示未达标。

附图1–6　DR筛查眼底图像黄斑区可读范围标准

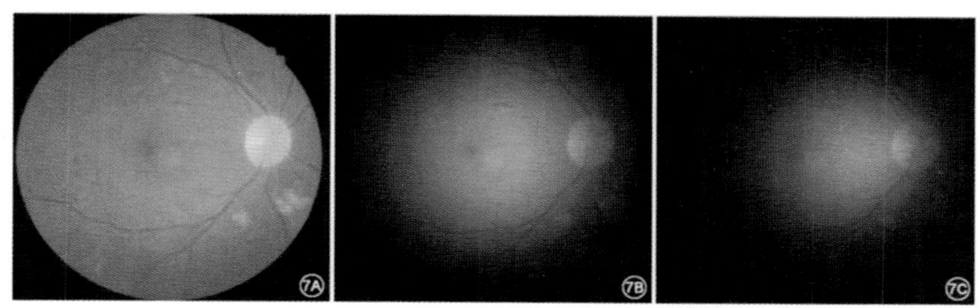

注：7A示达标；7B示勉强达标；7C示未达标。

附图1-7 DR筛查眼底图像周边可读范围标准

①达标：可读范围为整个眼底图像；

②勉强达标：可读范围占眼底图像≥80%；

③未达标：可读范围占眼底图像＜80%。

（4）图像整体质量的最终可信度评估：良好、尚可、差对每眼眼底图像的整体质量进行评估，采取单独评定原则，即以“可信度评估”为最终评判指标。对于同一只眼 2 张图像的拍摄位置、清晰程度、可读范围均要进行独立评估。

①图像的 3 项指标 均达到“达标”，评定为整体“可信度良好”；

②3 项指标中任何一项为“未达标”，评定为“可信度差”；

③介于两者之间者，评定为“可信度尚可”。

（六）眼底图像拍摄注意事项

1. 受检患者注意事项

（1）引导患者调整好座位，将头部放于指定位置，高度适宜，下颌放于支架，前额紧贴上支架板，固定好头部，采取舒适体位以获得患者充分配合；

（2）告知患者尽量少眨眼睛，嘴闭合，不要讲话（嘴张开容易导致眼睛睁不大，讲话容易移动位置）；

（3）告知患者双眼尽量睁开睁大，并注视指示灯，根据要求注视不同位置；拍摄照片后可以稍微闭目休息几秒，为下次拍摄好做准备；

（4）如患者受检眼特别畏光不能配合的患者，需要帮助撑开眼睑再拍摄。

2. 眼底照片拍摄常见问题及解决方案

（1）屈光补偿

对于屈光不正患者，需借助屈光补偿进行调整。屈光补偿用+、-分别补偿较高度数远视眼、无晶状体眼和近视眼。无屈光不正患者调整至0位。图像清晰度以视网膜血管走向清晰为准。

（2）对焦要求

糖网筛查所使用的眼底照相机要求具有自动对焦模式。眼底图像要求对焦准确，视盘表面、视网膜主干血管、视网膜分支血管、黄斑中心凹、视网膜病变等结构均应清晰可辨。眼底图像对焦不准表现为眼底结构虚化、重影等，需不断练习，积累拍摄经验技巧。

（3）曝光适度

眼底图像曝光适度即眼底图像亮度适中。眼底图像曝光过强表现为视盘苍白，视盘表面血管甚至视盘、视杯的边界不易分辨，后极部视网膜反光增强等。过度曝光时图像周边的亮区可使周边部视野模糊，若出现此情况需减少曝光或增益后拍摄额外的图像，同时保存亮图和暗图。

（4）眼底图像成像质量缺陷

①眼底照相机镜头或其他光学系统污迹或污斑：眼底照相机镜头污迹特点是同一人的双眼眼底图像的同一部位以及不同人眼底图像的同一部位均出现一致性的斑点状或团雾状斑块，需定时对镜头进行擦拭，保持清洁。

②睫毛、头发、毛发异物虚影：拍摄眼底图像时，若睑裂睁开有限或眨眼，可导致出现睫毛或毛发虚影。尤其应注意下眼睑睫毛，需撑开眼睑再拍摄。

③周边黄色边缘、漏光样边缘或水滴样反光带：由于患者瞳孔较小，故拍摄眼底图像时部分区域无法完全进入拍摄范围内，眼底图像周边区域出现不同程度的黄色边缘或其他颜色的边缘，若患者瞳孔小于免散瞳相机拍摄标准，应由专业眼科进行散瞳拍摄。

④拍摄到周边的灰尘，呈现为密集斑点状分布的水滴样反光，需保持拍摄室清洁无扬尘。

（七）眼底照片上传标准

1. 系统上传要求

MMC 糖尿病视网膜病变筛查软件具有眼底传输、存储和查看功能并能将各中心的眼底相机接入软件系统，各中心需要将眼底照片原图上传至 MMC 糖网筛查软件平台。

2. 上传眼底图像要求

（1）上传到电脑的眼底照片必须是满足筛查标准质量和角度的未经压缩处理的原始清晰图片。

（2）非眼底照片、眼底照片纸质翻拍照片等均不能作为眼底照片上传至系统进行阅片分析。

（八）出具报告要求

项目系统支持AI自动阅片并出具诊断辅助意见报告，此AI辅助意见报告须经专业眼科资质医生审核后给予专业意见并签字后才能出具。未经眼科医生审核和签字不得将AI辅助意见报告直接出具给患者。

案例2
标准化代谢性疾病管理中心双向转诊SOP（V3.0）

一、概述

本案例叙述了标准化代谢性疾病管理中心（MMC）的转诊要求，包括1+X分级联合就诊总体原则、1+X分级联合访视时间分配、转诊类型以及特殊情况双向转诊指征。

二、范围

本案例适用于MMC随访的所有糖尿病患者以及重度肥胖症患者。

三、规程

以患者为中心，遵循规范化的转诊标准双向转诊，分级诊疗。必备条件是社区中心与上级中心之间的信息化联通及同质化管理，使患者档案、诊疗计划、随访情况在上下级中心间互通，以便患者在不同级别MMC均得到标准化糖尿病管理服务。

（一）MMC“1+X”分级联合就诊总体原则

3个月、6个月、9个月访视在MMC社区中心进行，其余访视阶段在上级县域/区域中心完成。如果MMC社区中心没有所属的县域中心，那么每年随访时直接转至上级区域中心；如果MMC社区中心有所属级县域中心，转诊或随访时优先转至县域中心。结合附图2-1（糖尿病分级管理办法），社区中心负责代谢性疾病高危人群的筛查、评估、管理及预防工作，上级县域/区域中心负责代谢中心患者诊疗方案的制定。社区中心在上级中心的指导下负责开展代谢性疾病筛查、诊疗、随访工作，负责承接上级中心的随访任务和疑难患者的向上转诊，负责社区患病人群的医疗看护。

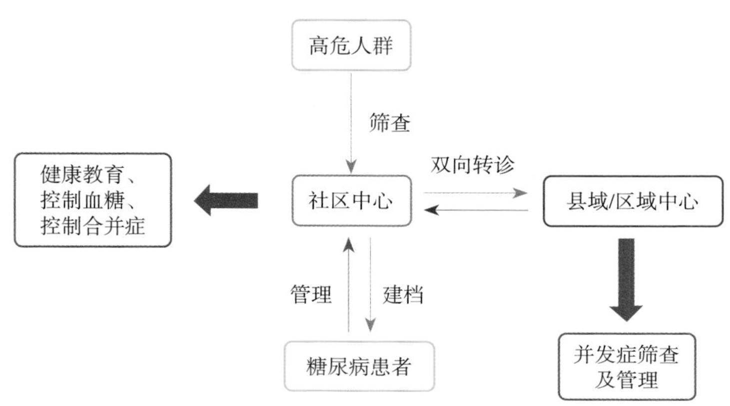

附图2-1 糖尿病分级管理办法

（二）MMC"1+X"分级联合

MMC"1+X"分级联合见附图2-2。

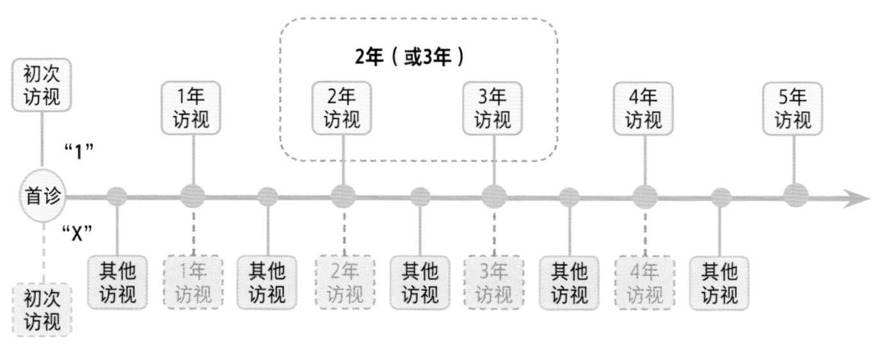

注："1"表示上级MMC县域/区域中心；"X"表示MMC社区中。

附图2-2 MMC"1+X"分级联合

1. 初次访视（V1）、2年（或3年）、5年/末次访视

（1）若患者V1在MMC社区中心首诊，则须至上级MMC县域/区域中心留取血样、完善检查和评估治疗方案；若患者V1在上级MMC县域/区域中心首诊，则就诊完成后转入MMC社区中心随访，但是2年（或3年）5年须至上级MMC随访。

（2）首诊MMC应负责录入患者基本信息和病史采集的全部内容并完成知情同意的过程，随访时在患者先去就诊的MMC完成该访视段基本信息和病史采集的录入。上述资料的录入是否完整应由上级MMC的质控人员统一审核监督。无论患者先去MMC社区中心还是上级MMC，在本MMC就诊时发生的用药调整或不良事件，由该MMC负责及时记录；同样的检查内容在同一个访视阶段，MMC社区中心和上级MMC无须重复做。

2. 其他每年访视

推荐患者至上级MMC就诊，若条件不允许，患者可以在MMC社区中心随访。

3. 3个月、6个月、9个月访视

3个月、6个月、9个月访视在MMC社区中心随访。

（三）MMC转诊类型

1. 择期转诊

（1）血糖不平稳但无高血糖急症者，可择期由社区中心转至上级中心。

（2）血糖平稳且已确定治疗方案者，可择期由上级中心转至社区中心随访。

2. 急症转诊

糖尿病急性并发症、慢性并发症急性加重或其他原因导致生命体征不平稳者，应紧急由社区中心向上级中心转诊。

3. 转诊前处理

（1）择期转诊者，转诊前应备齐病历资料。

（2）急症转诊者，应给予紧急对症治疗维持生命体征，尽可能保证转诊过程的安全性。

4. MMC双向转诊标准

（1）MMC社区中心向上级MMC县域/区域中心转诊

在符合以下任意一条时，由MMC社区中心向上级MMC县域/区域中心转诊：

- 初次发现血糖异常，病因和分型不明确者；
- 糖尿病急性并发症：严重低血糖或高血糖伴有意识障碍（糖尿病酮症；疑似为糖尿病酮症酸中毒、高血糖高渗综合征或乳酸性酸中毒）等，病情控制稳定后重新制定治疗方案；
- 反复发生低血糖或者血糖波动较大，社区中心处理困难者；
- 已治疗患者经过两种及以上降糖药物治疗但血糖仍控制不佳，连续两次随访 HbA1c ≥ 8%；
- 糖尿病慢性并发症(视网膜病变、肾病、神经病变、糖尿病足或周围血管病变)的筛查、治疗方案的制定和疗效评估在社区中心处理有困难者；
- 糖尿病慢性并发症导致严重靶器官损害需要紧急救治者(急性心脑血管病、糖尿病肾病导致的肾功能不全、糖尿病视网膜病变导致的严重视力下降、糖尿病外周血管病变导致的间歇性跛行和缺血性症状、糖尿病足)，病情控制稳定后重新制定治疗方案；
- 血压、血脂长期（6个月及以上）控制不佳；
- 医生判断患者合并需上级医院处理的其他任何情况或疾病时。

（2）上级MMC县域/区域中心下转至MMC社区中心

上级MMC县域/区域中心下转至MMC社区中心的标准：血糖、血压和血脂均得到稳定控制，符合以下条件：

- 伴或不伴有糖尿病慢性并发症，已确定治疗方案并进行疗效评估，病情得到稳定控制：HbA1c ＜ 8%；
- 血压和血脂控制达标：①血压达标：＜ 140/90mmHg；②血脂达标：LDL-C ＜ 2.6 mmol/L，或他汀类药物已达到最大剂量或最大耐受剂量。

案例3
标准化代谢性疾病管理中心葡萄糖耐量试验SOP（V2.0）

一、概述

本案例叙述了标准化代谢性疾病管理中心（以下简称MMC）葡萄糖耐量试验相关要求，包括葡萄糖耐量试验的对象、操作流程和注意事项。

二、范围

本案例适用于加入MMC随访管理的糖尿病患者以及重度肥胖症患者。

三、规程

对于每次访视，从初次访视直至最终访视，研究者应按照随访要求对患者进行相应的检查；必须完成的检查项目如果县域中心/社区中心无法完成，要求患者去上级中心完成。

1. 糖尿病诊断标准

目前糖尿病的诊断采用1999年世界卫生组织（WHO）标准，以静脉血浆血糖为依据，毛细血管血的血糖值仅作为参考。FPG或2hPG值可以单独用于流行病学调查或人群筛查。理想的调查是同时检查FPG及OGTT后2hPG值糖尿病的诊断标准。

（1）具有典型糖尿病症状（烦渴多饮、多尿、多食、不明原因的体重下降）且随机静脉血浆葡萄糖≥11.1mmol/L；或

（2）空腹静脉血浆葡萄糖≥7.0mmol/L；或

（3）OGTT葡萄糖负荷后2h血浆葡萄糖≥11.1mmol/L。

注：①空腹状态指至少8h没有进食热量；随机血糖指不考虑上次用餐时间，一天中任意时间的血糖，其不能用来诊断空腹血糖异常或糖耐量异常。

②在无高血糖危象，即无糖尿病酮症酸中毒及高血糖高渗性状态下，1次血糖值达到上述诊断标准者必须在另一日复测空腹静脉血浆葡萄糖或OGTT葡萄糖负荷后2h血浆葡萄糖，如两次符合上述标准即可确诊，绝不能依据一次血糖测定值进行诊断。

③急性感染、创伤或其他应激情况下可出现暂时性血糖增高，若没有明确的高血糖病史，须在应激消除后复查，以确定糖代谢状态。

2. MMC 葡萄糖耐量试验的对象

所有加入MMC管理的质控患者都需要做葡萄糖耐量试验，包括符合1999年WHO制定的2型糖尿病诊断标准的患者；或/和重度肥胖（BMI ≥ 35.0kg/m^2）的患者；1型糖尿病，单基因突变糖尿病，由胰腺损伤、库欣综合征、甲状腺功能异常或肢端肥大症等引起的继发性糖尿病患者等。

3. MMC 葡萄糖耐量试验的两种方式

（1）糖尿病患者随访

建议选择标准馒头餐，做同步胰岛素和同步C肽，若条件不允许，同步C肽作为必做项目，同步胰岛素可以选做。

（2）单纯重度肥胖症患者随访

选择含75g葡萄糖的糖水，测空腹、0.5h、1h、2h、3h血糖，同步胰岛素作为必需项目，同步C肽可以选做。

（3）既有糖尿病又有重度肥胖症患者随访

按照糖尿病患者要求（1）进行。

4. 葡萄糖耐量试验操作规范

（1）葡萄糖耐量试验操作规范（糖水）

采血前准备：

· 自带物品：磁卡、发票、杯子（容量300mL左右）；

· 需医生开方：50% 葡萄糖水 ×9 支（20mL/支）（使用量为 8.25 支），

或75g无水葡萄糖粉，或82.5g一水葡萄糖；

· 整个试验过程共持续3h；

· 抽血前一晚20：00起禁食，22：00起禁水；

· 抽血者需8：00准时到达医院。

（2）采血时步骤

· 将8.25支50%葡萄糖水和100mL饮用水倒入杯子中（总体积300mL左右）；

· 空腹状态抽静脉血；

· 抽空腹静脉血后立即在3~5min内饮完糖水，并从饮第一口糖水开始计时；

· 在饮糖水后的0.5h、1h、2h、3h各自分别抽血一次；

· 血糖均为血浆葡萄糖，需要用抗凝管（含有EDTA抗凝剂可用），共5次抽取血样，血糖管每次抽取2mL以内，胰岛素/C肽管每次抽取3mL左右。

（3）注意事项

· 空腹抽血后，即开始喝糖水，从第一口喝糖水开始计时；

· 进行整个试验中不可吸烟、喝咖啡、喝茶或进食，应安静地坐在椅子上，尽量减少走动；

· 血标本应尽早送检；

· 检验地点：×××代谢中心。

（4）葡萄糖耐量（馒头餐）试验操作规范

①采血前准备：

· 自带物品：磁卡、发票、馒头餐试验者请自带淡馒头2两（2两生面粉所制淡馒头）；

· 整个试验过程共持续2h；

· 抽血前一晚20：00起禁食，22：00起禁水；

· 抽血者需8：00准时到达医院。

②采血操作步骤：

· 空腹状态抽静脉血；

· 抽空腹静脉血后嘱咐患者开始服用淡馒头，5~10min内完成服用，从第一口馒头开始计时；

· 在服用馒头后的2h抽血1次；

· 血糖均为血浆葡萄糖，需要用抗凝管（含有EDTA抗凝剂可用），共2次抽取血样，血糖管每次2mL以内，胰岛素/C肽管每次3mL左右。

③注意事项：

· 空腹抽血后，即开始吃淡馒头，从第一口馒头开始计时；

· 进行整个试验中不可吸烟、喝咖啡、喝茶或进食，应安静地坐在椅子上，尽量减少走动；

· 血标本应尽早送检；

· 检验地点：×××代谢中心。

④毛细血管血糖检测规范：

a）测试前的准备

· 检查试纸条和质控品储存是否恰当；

· 检查试纸条的有效期及条码是否符合；

· 清洁血糖仪；

· 检查质控品有效期。

b）毛细血管血糖检测

· 用75%乙醇擦拭采血部位，待干后进行皮肤穿刺；

· 采血部位通常采用指尖、足跟两侧等末梢毛细血管全血，水肿或感染的部位不宜采用，在紧急时可在耳垂处采血；

· 皮肤穿刺后，弃去第一滴血液，将第二滴血液置于试纸上指定区域；

· 严格按照仪器制造商提供的操作说明书要求和操作规程进行检测；

· 测定结果的记录包括被测试者姓名、测定日期、时间、结果、单位、检测者签名等;

· 使用后的针头应置专用医疗废物锐器盒内，按医疗废物处理。

四、注意事项

（1）对于已明确诊断糖尿病的患者，若目前已使用药物治疗，则检测负荷后血糖、同步胰岛素、同步C肽时，需常规服药以评估目前治疗方案的降糖效果。

（2）葡萄糖耐量试验时，测血糖均为血浆葡萄糖，需要用到抗凝管（含有EDTA抗凝剂可用），空腹、0.5h、1h、2h、3h每个时间点采集2mL血样。测同步胰岛素和同步C肽时，需要用到促凝管（含有促凝剂或者分离胶可用），空腹、0.5h、1h、2h、3h每个时间点至少采集3mL血样，同一时间点的胰岛素和C肽可用同一管血清检测。

（3）葡萄糖耐量试验筛查次数：至少应每年进行1次，在规定的访视日期的前后1个月内完成均可。

案例4
葡萄糖钳夹试验SOP（V1.0）

一、目的

规范及标准化葡萄糖钳夹技术（高胰岛素正葡萄糖钳夹技术）在内分泌药物临床研发过程中的应用和操作。

二、范围

适用于I期临床试验。

三、概述

葡萄糖钳夹技术最早在1966年由Andres等创立。它是一种开放性的、可受研究者控制的定量分析胰岛素分泌和作用的方法，通过持续性输注可控制浓度及速率的外源性胰岛素和（或）葡萄糖，达到血糖的稳定状态，以检查葡萄糖、胰岛素及其他物质的代谢过程。1979年，DeFronzo等对该技术做了详细描述，推动其在世界范围内的广泛使用。葡萄糖钳夹技术大致可分为高胰岛素正葡萄糖钳夹技术、高葡萄糖钳夹技术、低葡萄糖钳夹技术、扩展的葡萄糖钳夹技术。其中，可用于I期临床研究的主要为：高胰岛素正葡萄糖钳夹技术。

四、规程

1. 所需仪器和设备

- 静脉胰岛素推注泵
- 静脉葡萄糖输液泵
- 恒温仪
- 血糖检测仪

2. 所需溶液及其配制

· 葡萄糖溶液：10% 葡萄糖 500mL/ 瓶；50% 葡萄糖 20mL/ 支

· 20% 葡萄糖的配制：

· 10% 葡萄糖 375mL+50% 葡萄糖 125mL=20% 葡萄糖 500mL；

· 生理盐水：100mL/ 瓶；

· 人短效胰岛素常用为诺和灵 R 或优泌林 R；

· 胰岛素溶液配制：100mL 生理盐水 + 自体血 3mL+ 胰岛素（体重 ×0.416），100mL 生理盐水，加入自体血 3mL 后混匀，再加入算好的胰岛素，混匀后装入 50mL 针筒备用。

3. 具体操作过程

（1）葡萄糖钳夹试验应于口服糖耐量试验后的 1~2 周时间内完成。

（2）受试者于试验前一天 20：00 后禁食，经空腹 10~12h 后于第二天早上 8：00 开始试验（若具体研究需要可适当调整起始时间）。

（3）将肝素化的静脉留置针置于一侧手臂中央静脉或头静脉内，并将手臂放置于 50~60℃恒温仪中，使皮肤温度保持稳定，以备抽血。另一侧手臂中央静脉或头静脉开放，持续滴注 20% 的葡萄糖和胰岛素。

（4）安静平卧 30min，在 30min 内每隔 10min 经静脉留置针采血测静脉全血糖，待血糖稳定后，试验正式开始（此步骤可根据具体研究需要，适当调整时间）。

（5）将 0.416IU/kg 的人短效胰岛素溶解在 100mL 的生理盐水中，同时注入 3mL 的受试者的自体血，以防止胰岛素吸附于塑料管壁。

（6）由静脉推注泵精确控制液体推注速度。试验总时间长度根据研究用药的半衰期和研究方案而定，在最初 10min 内推注速度较快。本试验在 0~5min 按 4.5mIU/（kg · min），5~10min 按 3mIU/（kg · min）的速度推注。给机体一个初始负荷剂量，10min 后按 60mIU/（m^2 · min）体表面积的剂量持续恒定推注直至试验结束，为维持血糖在 5.0~5.5mmol/L 水平，需同时补充20%葡萄糖，并调整葡萄糖滴速。部分试验需要建立不同的胰岛素浓度平台或血糖稳态平台时，可酌情调整胰岛素输注速率和葡萄糖滴速。

（7）每隔5min采静脉血测动脉化的静脉血糖，根据血糖水平调整20%葡萄糖的滴注速率，维持血糖在上述水平，避免低血糖引起的神经内分泌反应。

（8）同时每隔10min采静脉血以备测胰岛素，所有血样保存在-80℃的冰箱直至测定。

以上操作步骤为高胰岛素正葡萄糖钳夹试验的基本操作步骤，具体研究中往往会根据研究方案和研究药物的特殊性适当调整，均为允许的情况。最根本的宗旨是保持体内高胰岛素状态而抑制自身胰岛素分泌，抑制肝糖原的输出，保持稳态血糖水平。

4. 试验数据处理

（1）葡萄糖利用率（GDR）的计算：计算钳夹过程中每10min的葡萄糖输注率（INF）及葡萄糖空间校正值（SC）。GDR是INF减去SC和尿糖丢失量（UC）得到。而多数研究中，因SC值固定，UC值为痕量，故GDR可近似为INF值。因此INF=[GS滴注速度（mL/min）×时间（min）×200(mg/mL)]/[体重（kg）×10]；SC=3.795×体表面积（m^2）×（GS始-GS终）(mg/dL)/体重（kg）。

（2）参考依据：

· Defronzo RA, Tobin JD, Andres R: Glucose clamp technique: a method for quantifying insulin secretion and resistance. Am J Physiol. 1979 237: E214-E223.

·《药品临床试验质量管理规范》(2003年9月1日起施行)

案例5
短程生长抑素抑制试验SOP (V1.0)

一、原理

促甲状腺激素（TSH）不适当分泌综合征由垂体TSH瘤或非肿瘤性甲状腺疾病引起，两者的重要区别是前者垂体T。

SH细胞是肿瘤性表现，高表达SSTR受体，而后者的垂体TSH细胞正常。两者对生长抑素的反应不同，尤其在生长抑素注射2h后，TSH瘤患者TSH持续下降，而垂体TSH细胞正常者TSH下降达到平台期。

（一）适应证

在排除药物及实验室检测误差后，血清甲状腺激素水平增高伴随TSH正常或升高的患者。

（二）禁忌证

对生长抑素类似物或任意赋形剂过敏者禁用；

妊娠、哺乳期妇女；

根据经治医生判断，因任何其他原因而不适合本试验的。

二、试验方法

皮下注射生长抑素0.1mg q8h × 3次（医学用语，q8h指的是在1d24h中，每隔8h用药1次。）在第一次注射后0h、2h、4h、6h、8h、24h检测血清TSH、FT3、FT4水平。

（一）结果分析

24h/2h的TSH抑制率超过44.46%，提示TSH瘤。

（二）临床价值

鉴别诊断垂体TSH瘤与其他TSH不适当分泌综合征，提升了TSH瘤早期诊断率。

（三）知情同意书

短程生长抑素抑制试验知情同意书

姓名：　　　　性别：　　　　年龄：

入院日期：

病区名称：内分泌代谢病科　病区

床号：　　　　住院号：

目前诊断：

拟行动态试验名称：短程生长抑素抑制试验 。

试验目的：诊断TSH瘤，协助明确促甲状腺激素不适当分泌综合征病因。

试验药品：醋酸奥曲肽

根据病情需要，医师认为您需要行短程生长抑素抑制试验帮助诊治。有以下情况需要告知您，并征得您同意的前提下进行本试验。

注意事项：

· 摄碘率检测或其他甲状腺及垂体激素分泌功能检测应在短期生长抑素抑制试验之前或至少间隔48h；

· 药物使用期间最常见的不良反应为腹泻、腹痛、恶心、胃肠障碍、头痛或便秘。其他不良反应为头晕、局部疼痛等。

· 胃肠道副作用包括食欲不振、恶心、呕吐、痉挛性腹痛、腹胀、胀气、稀便、腹泻及脂肪痢。在罕见病例中，胃肠道副作用可类似急性肠梗阻伴进行性上腹痛、腹部触痛、肌紧张和腹胀。

· 对胰岛素瘤患者，由于奥曲肽对GH和胰高糖素分泌抑制大于对胰岛素分泌的抑制，故有可能增加低血糖的程度和时间。这些病人在实验期间应严密监测。

· 药物可能改变1型糖尿病（胰岛素依赖型）患者对胰岛素的需要量。对非糖尿病和具有部分胰岛素储留的2型糖尿病患者会造成餐后血糖升高；

· 曾经报道在注射后数小时或数天内发生急性胰腺炎，停药后可以恢复。

试验风险：

· 试验过程中，患者可能会有注射部位局部疼痛或刺激。部分患者可能出现腹泻、腹痛、胃胀气等其他胃肠道症状。类似急性肠梗阻间歇性胃肠副作用，可伴有进行性腹部膨胀、严重的上腹痛、肌紧张和肌卫。极罕见情况可以发生急性胰腺炎，停药后可以恢复。

· 由于本品对生长激素和胰高血糖素分泌的抑制大于对胰岛素分泌的抑制，故有可能增加低血糖的深度和时间。试验过程中应注意观察血糖变化。

· 本试验需皮下注射醋酸奥曲肽，极少部分患者对本品过敏。

以上事项已告知患者（或委托人），患者（或委托人）对以上情况表示完全理解，愿意承担各项风险，同意试验，并在本知情同意单签字为证。

谈话医师：　　　　　　　患者（或委托人）：

备注：

· 若患者（或委托者）确实还不理解以上谈话内容或难以接受可能出现的严重后果，请不要签名并暂缓检查。

· 患者（或委托者）应明确：凡在本记录签名后，表明患者（或委托人）已完全明白上述意外和并发症发生的可能性，并对此有充分的思想准备，请慎重考虑后填写。

· 本同意书具有法律效力，可以作为法庭呈供证据。

案例6
高钙抑制试验SOP（V1.0）

一、原理

原发性甲旁亢患者钙调定点升高，PTH对高血钙的反应性降低。PTH分泌率主要取决于细胞外钙离子浓度。细胞外钙的轻微升高即可导致PTH分泌率迅速下降。原发性甲旁亢者静脉输钙时表现为异常的细胞外钙浓度和PTH分泌反馈回路。原发性甲旁亢患者PTH升高时伴钙调定点升高。高钙抑制试验可提升正常血钙原发性甲旁亢的早期诊断率。

（一）适应证

在血钙正常和轻微升高(不超过正常上限0.25mmol/L)的高PTH血症、血清VitD水平低于正常的患者中，鉴别原发性甲旁亢和VitD不足引起的继发性甲旁亢。本单位高钙抑制试验适用于血钙介于2.4mmol/L至2.65mmol/L的患者。

（二）禁忌证

充血性心力衰竭（NYHA Ⅲ－Ⅳ级）、诊断为不稳定型心绞痛、脑卒中和/或心肌梗死，或计划行冠状动脉、颈动脉、外周动脉血管重建术；

经治疗未控制/未经治疗的重度高血压（收缩压≥180mmHg或舒张压≥100mmHg）；

肾功能不全，肾小球滤过率小于60mL/min·1.73m^2；

消化道出血急性期；

胰腺炎病史（急性或慢性）；

合并胰岛细胞瘤，有加重低血糖严重程度可能的；

出凝血功能异常性疾病；

精神障碍疾病，经治医生判断滴注试验药品有增加原有疾病严重程度可能的；

妊娠；

根据经治医生判断，因任何其他原因而不适合本试验的。

二、试验方法

在500mL的生理盐水中，以4mg元素钙（kg·h）的速度，于2h内输入10%的葡萄糖酸钙（10%葡萄糖酸酸钙10mL含元素钙90mg，总mL=kg×8/9）。于滴前（0h）和滴后（30min、60min、90min、120min、24h)，测血钙、血磷和PTH，计算PTH抑制率（PTH-IR）。

（一）注意事项

输液时避免液体渗漏皮下；为避免高钙危象，必要时心电监护。

（二）结果分析

高PTH血症患者，若基线血钙≥2.43mmol/（特异性94.1%，敏感性100%），PTH-IR＜73%（特异性95%，敏感性99.9 %），提示为原发性甲旁亢。

（三）临床价值

高钙抑制试验用于鉴别个体PTH升高的原因。可区分正常血钙、血清PTH水平升高的早期原发性甲状旁腺机能亢进症（PHPT），或由维生素D缺乏所致的继发性甲状旁腺机能亢进症（SHPT）。

PTH分泌率主要取决于细胞外钙离子浓度。细胞外钙的轻微升高即可导致PTH分泌率迅速下降。PHPT患者静脉输钙时表现为异常的细胞外钙浓度和PTH分泌反馈回路。PHPT患者高血钙和PTH升高时伴钙调定点升高。高钙抑制试验能在PHPT患病早期发现这一独特生化改变。受试者工作曲线分析表明PTH抑制率＜73%可区分轻度PHPT和正常人，AUC为0.985。提高了国内对PHPT疾病发展规律的认识，并大大提升了正常血钙PHPT的早期诊断率。

（四）知情同意书

高钙抑制试验知情同意书

姓名：　　　性别：　　　年龄：

入院日期：

病区名称：内分泌代谢病科　病区

床号：　　　住院号：

目前诊断：

拟行动态试验名称：高钙抑制试验

试验目的：协助明确PTH升高原因

试验药品：10%葡萄糖酸钙注射液

根据病情需要，医师认为您需要行高钙抑制试验帮助诊治。有以下情况需要告知您，并征得您同意的前提下进行本试验。

注意事项：

· 试验过程中，滴注试验药品需家属陪同。

· 开始试验后，患者无须禁食，无须停服必需药物，滴注试验药品期间不可饮水，建议卧床，如有必须允许床旁活动，严禁离开病房。

· 试验过程监测患者情况，直至试验药品滴注完成，滴注过程时长2h，试验至24h结束。

· 陪同家属需观察患者情况，如有胸闷、胸痛、心悸、呼吸困难、头晕、意识反应迟钝等无法耐受情况立即通知医护人员。

试验风险：

· 滴注过程，患者可能会有头晕，胸闷、心悸、呼吸困难、电解质紊乱、腹部不适等症状无法耐受情况发生。

· 本试验需滴注10%葡萄糖酸钙注射液，过敏体质者或极少部分未曾使用过该药品患者会对本品过敏。静注时药品外渗可致注射部位皮肤发红、皮疹和疼痛，并可随后出现脱皮和皮肤坏死。

· 滴注过程中及其后可因血钙升高，可引起厌食、恶心、呕吐、便秘、乏力、肌肉疲劳、肌张力减低、烦渴、多尿、嗜睡、神志不清、昏迷，甚至有呼吸循环障碍等生命危险。

以上事项已告知患者（或委托人），患者（或委托人）对以上情况表示完全理解，愿意承担各项风险，同意试验，并在本知情同意单签字为证。

谈话医师：　　　　　　患者（或委托人）：

备注：

· 若患者（或委托者）确实还不理解以上谈话内容或难以接受可能出现的严重后果，请不要签名并暂缓检查。

· 患者（或委托者）应明确：凡在本记录签名后，表明患者（或委托人）已完全明白上述意外和并发症发生的可能性，并对此有充分的思想准备，请慎重考虑后填写。

· 本同意书具有法律效力，可以作为法庭呈供证据。

案例7
临床基因检测SOP（V1.0）

一、原理

遗传物质（基因）的改变是遗传病、肿瘤等疾病发生的根本原因，且基因改变与治疗反应、患者预后相关。对相关基因改变进行检测可以进行疾病筛查、疾病诊断、治疗方案选择、指导靶向用药、预后评估等。

（一）适应证

遗传性疾病，遗传性疾病家族史，肿瘤性疾病。

（二）禁忌证

拒绝基因检测者。

二、检测方法

基因检测流程包括样本采集、保存与运输、样本前处理和核酸抽提、测序、结果解读与报告，各环节均遵守医疗机构临床基因扩增检验实验室的标准操作流程执行，并进行质量管理。

（一）结果分析

基因检测所获得的特定位点或特定基因区域的序列，经过和人类基因组参考序列（hg19或hg38）相比对后，得出的基因改变即变异。根据变异是否为生殖细胞来源分为胚系变异和体细胞变异。分别根据相关指南，结合临床表型，借助生信分析软件、基因数据库、疾病数据库、文献检索等工具进行分析解读。胚系变异根据美国医学遗传学与基因组学学会（ACMG）2015年发布的胚系变异解读指南进行判读分类，共5类：可能致病性，临床意义原因不明，可能良性，良性；体细胞变异根据2017年分子病理协会（AMP）、美国临床肿瘤学会（ASCO）、美国病理学家学会（CAP）发布的体细胞变异解读指南进行判读分类，共4类：Ⅰ类（强临床意义），Ⅱ类（潜在临床意义），Ⅲ类（临床意义不明），Ⅳ类（良性或可能良性）。变异判定结果给出疾病诊断、风险评估或治疗相关辅助信息供临床医生参考，但判定结果不直接作为诊断及治疗依据。

（二）知情同意书

临床基因检测知情同意书

姓名：　　　　性别：　　　　年龄：

入院日期：

病区名称：内分泌代谢病科　病区

床号：　　　　住院号：

目前诊断：

拟行临床基因检测项目名称：

检测目的：基因检测的目的在于通过检测遗传信息变异，提示是否为特定种类遗传性疾病的携带者、患者或日后高风险人群；寻找与病变组织性质、预后及药物治疗相关的变异特征，指导疾病诊断、风险与预后评估与治疗药物选择。

根据病情需要，医师认为您需要行临床基因检测。有以下情况需要告知您，并征得您同意的前提下进行本检测。

注意事项：

· 由于检测目的不同，基因检测采集的样本包括并不限于全血样本、血浆、毛囊、手术切除或穿刺活检组织、口腔黏膜、尿液、精液、胸腔积液、腹水等。

· 由于目前人类对于疾病认识局限性，特定基因序列分析仅为了评估该基因对于特定疾病的发生风险的评估，基因组是一个复杂的系统，与疾病及非健康状态的关系复杂多变，由于技术手段的局限和目前人类对于基因及疾病的认识仍在进步，可能存在现有检测手段没有覆盖的DNA区段或非DNA水平的变异也可能导致疾病的发生，因此基因检测阴性结果并不能完全排除患有特定种类疾病，仍然存在其他未知基因变异、无法确定的基因变异类型或非遗传因素导致疾病发生可能。检出阳性变异，少数情况下，可随着特定疾病认识的深入，最终导致解读改变，即该变异并非为引起该病的致病变异。

· 检测结果可能存在不能判定或者其阳性结果导致基因功能改变未知的情况，进一步可能需要通过其他手段，例如对家系成员连锁分析等，少数情况下甚至可能出现除最初临床诊断之外的新疾病状态。

· 检测结果仅对该次送检样本负责，不考虑送检过程中样本污染，检测结果基于所获取样本来源于受试者。

· 该结果仅供临床医生参考，结果不作为诊断及治疗依据，需要结合受检者具体临床表型并结合相关研究信息进一步分析。

· 受检者可在检测开始前通知医护人员申请终止检测。

检测风险：

· 由于技术手段及目前人类对于疾病认识局限性，检测存在假阳性或者假阴性的结果；并且对于疾病判定可因为对于疾病认识的深入而更新，必要时可能需要对于特定基因变异进行重复检测或需要结合受检者具体临床表型并结合相关研究信息综合判断。

· 基因检测可出现因样品质量不合格而引起的实验失败，可能涉及退费或重新采样。

以上事项已告知受检者（或委托人），受检者（或委托人）对以上情况表示完全理解，愿意承担各项风险，同意检测，并在本知情同意单签字为证。

谈话医师：　　　　　　受检者（或委托人）：

备注：

· 若受检者（或委托者）确实还不理解以上谈话内容或难以接受可能出现的严重后果，请不要签名并暂缓检测。

· 受检者（或委托者）应明确：凡在本记录签名后，表明受检者（或委托人）已完全明白上述意外和并发症发生的可能性，并对此有充分的思想准备，请慎重考虑后填写。

· 本同意书具有法律效力，可以作为法庭呈供证据。

案例8
生理盐水试验SOP（V1.0）

一、原理

正常情况下输入生理盐水，机体血钠和血容量会增加，钠盐进入肾单位远曲小管，抑制血管紧张素-醛固酮的分泌，使血中肾素-血管紧张素、醛固酮水平降低，而对于原醛患者，高钠对醛固酮分泌无抑制作用。

即正常人输注生理盐水醛固酮浓度下降，原醛症患者输注生理盐水醛固酮浓度仍高。

禁忌征：

血压难控制，大于180/100mmHg；

严重低血钾（3mmol/L以下）；

心功能不全（EF小于50%）或心梗。

二、试验方法

卧床休息后1h，之后4h内匀速滴入2L生理盐水，试验在8：00开始，整个过程需保持平卧位，每小时监测血压、心率，在采血前几采血后分别测醛固酮、肾素、血管紧张素、血皮质醇及血钾。

（一）结果分析

- 生理盐水试验后醛固酮大于100ng/mL明确；
- 小于50ng/mL排除；
- 结果介于两者之间，必须结合临表、实验室检查及影像学表现综合评估，必要时再次行该实验。

（二）知情同意书

生理盐水试验知情同意书

姓名：　　　　　　性别：　　　　　年龄：

入院日期：

病区名称：内分泌代谢病科　病区

床号：　　　　　　住院号：

目前诊断：

拟行动态试验名称：生理盐水试验。

试验目的：用于诊断原发性醛固酮增多症，是目前国际和国内指南推荐的确诊方法。

试验药品：生理盐水2000mL。

根据病情需要，医师认为您需要行生理盐水试验帮助诊治。有以下情况需要告知您，并征得您同意的前提下进行本试验。

注意事项：

· 试验过程中，家属需全程陪同，整个过程时长4h；
· 试验无须停用当日降压药物；
· 试验无须禁食，以干食为主，可少量饮水；
· 整个试验过程，患者需保持卧位，如需解便，需向护士告知并做相关记录；
· 如在输注过程中出现胸闷、心悸、气促、头晕、头痛、呼吸困难等，立即通知医护人员。

试验风险：

· 试验需滴注生理盐水2000mL，由于容量增加可导致血压升高，出现头晕、头痛、胸闷、心悸等症状，严重者会诱发急性左心衰危及生命。

· 试验可能会导致血钾进一步下降，诱发恶性心律失常，危及生命。

以上事项已告知患者（或委托人），患者（或委托人）对以上情况表示完全理解，愿意承担各项风险，同意试验，并在本知情同意单签字为证。

谈话医师： 患者（或委托人）：

备注：

· 若患者（或委托者）确实还不理解以上谈话内容或难以接受可能出现的严重后果，请不要签名并暂缓检查。

· 患者（或委托者）应明确：凡在本记录签名后，表明患者（或委托人）已完全明白上述意外和并发症发生的可能性，并对此有充分的思想准备，请慎重考虑后填写。

· 本同意书具有法律效力，可以作为法庭呈供证据。

案例9
糖尿病足管理SOP（V1.0）

一、概述

本案例叙述了瑞金内分泌代谢科15年来在糖尿病足溃疡的诊疗实践，形成了瑞金特色的糖尿病足溃疡管理及诊疗流程（见附图9-1），从而确保糖尿病足病诊疗及管理的规范性。

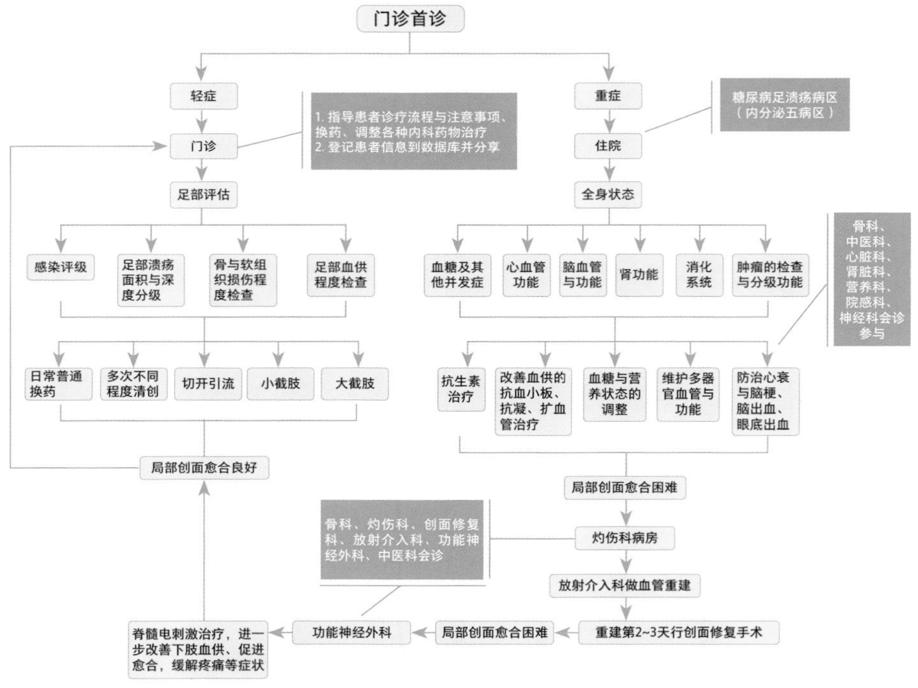

附图9-1　糖尿病足诊疗流程

二、范围

本案例适用于瑞金内分泌代谢科就诊的所有糖尿病足溃疡患者。

三、规程

对于每位糖尿病足溃疡患者的病情轻中重进行判别，给予门诊或住院治疗，在全方位评估病情的基础上予以综合治疗。

四、就诊流程

1. 首诊

糖尿病足溃疡患者首诊在内分泌代谢病科的糖尿病足专病门诊，根据病情判断轻中重度，决定门诊或住院治疗。

2. 轻症与复诊随访病人，门诊诊疗

指导患者诊疗流程与注意事项、换药、调整各种内科药物治疗；登记患者信息到数据库并分享。

3. 符合住院标准的

感染到中等程度及以上，溃疡反复不愈合需要手术处理的。

首先入住内分泌代谢病科的糖尿病足溃疡病区(内分泌五病区)：

（1）足部病情评估

· 感染评级；

· 足部溃疡面积与深度分级；

· 骨与软组织损伤程度检查；

· 足部血供程度检查。

（2）足部治疗

· 日常普通换药；

· 多次不同程度清创；

· 切开引流；

· 小截肢；

· 大截肢。

（3）一足部病情全身用药

· 感染的抗生素治疗；

· 改善血供的抗血小板、抗凝、扩血管治疗。

（4）全身病情评估

· 糖尿病血糖代谢与并发症；

· 心脏血管与功能；

· 脑血管与功能；

· 肾脏功能；

· 消化系统；

· 肿瘤的检查与分级。

（5）全身状态的治疗

· 血糖与营养状态的调整；

· 维护多器官血管与功能；

· 防治心衰与脑梗、脑出血、眼底出血。

以上诊疗，需要同步进行，期间可能需要骨科、中医科、心脏科、肾脏科、营养科、院感科、神经科会诊参与。

（6）疗效评估

局部创面：愈合趋势良好，出院。

局部创面：愈合趋势困难，经骨科、灼伤科、创面修复科、放射介入科、功能神经外科、中医科会诊后，转灼伤科病房，放射介入科做血管重建，重建第2~3天行创面修复手术如创面仍然愈合困难，转入功能神经神经外科，予以脊髓电刺激治疗，进一步改善下肢血供，促进愈合，缓解疼痛等症状，创面愈合趋势良好，出院。

（7）出院随访：根据病情予以门诊随访，数据共享。

案例10

ITT试验SOP（V1.0）

一、原理

胰岛素注射降低血糖诱发应激反应，从而使皮质醇和GH水平升高。如果升高有异常，则提示患者存在皮质醇功能减退、生长激素缺乏。

（一）适应证

身材矮小；垂体功能低下；皮质功能减退。

（二）禁忌证

充血性心力衰竭（NYHA Ⅲ－Ⅳ级）、诊断为不稳定型心绞痛、心肌梗死、心律不齐；

致死性心律失常；

癫痫或不明原因的意识丧失史；

未纠正的低血糖（＜2.8mmol/L），低血压（BP＜90/60mmHg），低血钠（＜140mmol/L）；

有精神障碍疾病患者；

妊娠期妇女；

对胰岛素过敏患者；

根据经治医生判断，因任何其他原因而不适合本试验的。

二、试验方法

隔夜22：00起禁食，试验前6h起禁水。晨起称重，不服用任何替代药物。9：00胰岛素（0.1~0.15U/kg）建议0.15U/kg，或根据瑞金优化公式：胰岛素注射剂量=体重×γ；即胰岛素注射剂量（IU）=体重×

{ −0.034+0.000176 × [0.5 × (INS0+Ins180)+INS60+INS120] +0.009846 × BMI } 静脉推注。观察低血糖症状、体征，与毛细血管血糖仪记录相对照（毛细血管血糖作为试验成功与否及是否需要干预的即时参考，最终结果仍以血浆葡萄糖为准）。血浆葡萄糖最低水平≤2.2mmol/L或≤基础值的50%，试验有效，不以低血糖严重程度来判断。45min后未达标，按追加剂量0.20（0.25）U/kg再次给药，并重新计时。试验全程医护人员严密监护低血糖反应，备50%葡萄糖100mL，原则上轻中度低血糖不用积极干预，若出现严重低血糖症状（面色苍白、出汗、脉速、嗜睡等），则给予相应的临床处理，同时继续按时采集血标本。取样：于−30min、0min、30min、45min、60min、90min及120min取血，测定血葡萄糖、GH和皮质醇。同时，−30min及120min加测 IGF−1 和IGFBP−3。

（一）注意事项

试验全程医护人员严密监护低血糖症状、体征，与毛细血管血糖仪记录相对照，毛细血管血糖作为试验成功与否及是否需要干预的即时参考，最终结果以血浆葡萄糖为准。备50%葡萄糖100mL；若出现严重低血糖症状（面色苍白、出汗、脉速、嗜睡等），则给予相应的临床处理，同时继续按时采集血标本；若有必要，试验后的午餐应含碳水化合物及氢化可的松；若存在肾上腺皮质功能减退则应在试验前进行治疗，试验当日早晨暂停皮质类固醇替代治疗。

（二）结果分析

1. 肾上腺皮质功能低下

最低血糖时，血F小于18μg/L，可诊断。

2. 成人生长激素缺乏症

正常人GH峰值大于10μg/L，正常，5~10μg/L，说明本部分缺乏；小于

5μg/L，说明GH缺乏。

（三）临床价值

艾迪生病、席汉综合征、垂体性黏液水肿、生长激素缺乏性侏儒症(垂体侏儒症)、甲状腺功能不全者，在注射胰岛素后，血糖值比空腹时下降50%以上，且恢复至空腹血糖值较缓慢。

（四）知情同意书

内分泌科动态试验（ITT试验）知情同意书

姓名：　　　　性别：　　　　年龄：

入院日期：

病区名称：内分泌代谢病科　病区

床号：　　　　住院号：

目前诊断：

拟行动态试验名称：ITT试验。

试验目的：判断是否存在垂体功能低下，生长激素缺乏。

试验药品：诺和灵R胰岛素。

注意事项：

· 试验过程中，家属全程陪同，自备巧克力糖果等食物。

· 开始试验后，患者需禁食，保持卧床，严禁离开病房。

· 推注胰岛素后，监测患者血糖情况，直至出现低血糖，低血糖发作成功后立即进食。如推药45min患者无低血糖发作，可能会增加第二次推注药物重新计算时间诱发低血糖。

· 陪同家属需观察患者情况，如有心慌、手抖、出汗、意识反应迟钝等无法耐受情况立即通知医护人员。

试验风险:

· 推注胰岛素可产生过敏反应，包括发热、皮疹、血管神经性水肿、偶可发生过敏性休克，危及生命。

· 本试验需诱发低血糖，低血糖时可引起交感神经兴奋，可能出现癫痫，昏迷等脑部功能紊乱，甚至有呼吸循环障碍等生命危险。

· 毛细血糖检测与静脉血糖存在误差，可能影响结果评估，以静脉血糖为准，可能存在试验失败。

· 诱发低血糖可能会加重原垂体功能低下，诱发肾上腺危象，危及生命。

以上事项已告知患者（或委托人），患者（或委托人）对以上情况表示完全理解，愿意承担各项风险，同意试验，并在本知情同意单签字为证。

谈话医师:　　　　患者（或委托人）:

备注:

· 若患者（或委托者）确实还不理解以上谈话内容或难以接受可能出现的严重后果，请不要签名并暂缓检查。

· 患者（或委托者）应明确:凡在本记录签名后，表明患者（或委托人）已完全明白上述意外和并发症发生的可能性，并对此有充分的思想准备，请慎重考虑后填写。

· 本同意书具有法律效力，可以作为法庭呈供证据。

附录小结

SOP是组织经验、技能和知识积累的有效载体，也是知识传播和人才队伍建设的重要抓手，随着组织的发展，SOP也在不断迭代和更新。此处共享临床、科研、管理等方面的几个SOP，希望可以给同行一些借鉴。